Sous Presse, pour paraître au 30 janvier 1842.

DEUXIÈME ÉDITION.

GUÉRISON RADICALE

DE MALADIES DÉSESPÉRÉES OU RÉPUTÉES INCURABLES,

OBTENUES

AUX CONSULTATIONS GRATUITES

DE LA MÉDECINE-CHIMIQUE,

RUE DU BAC, 106,

Tous les jours, de midi à six heures, et le dimanche de midi à trois heures.

Ouvrage in-8°, avec le portrait de l'auteur. — Prix : 2 fr.

PAR LE DOCTEUR REY DE JOUGLA,

MEMBRE CORRESPONDANT DE PLUSIEURS SOCIÉTÉS SAVANTES, PROFESSEUR DES MALADIES DE LA PEAU, DARTRES, ULCÈRES, SCROFULES, etc., etc.

Il était temps enfin que la Chimie vînt en aide à la Médecine, pour la faire sortir de ce mauvais pas où elle est restée embourbée depuis vingt siècles sans pouvoir avancer vers le progrès. Depuis long-temps on savait que la Chimie seule pouvait la sortir de cette affligeante stagnation. Toutes espèces de tentatives ont été dirigées sans résultat vers ce but, parce que l'application de ces deux sciences a été incomplète ou toujours mal faite ; mais, pénétré de la plus tendre sollicitude pour l'humanité souffrante, m'identifiant avec ses maux, je me suis efforcé de bonne heure de trouver à chaque maladie le traitement le plus prompt. Pour atteindre ce but, je compte quinze ans d'exercice et d'observation dans les hôpitaux de Paris où, donnant mes soins tous les jours à deux cents malades, j'ai recueilli ainsi les meilleurs préceptes des plus grands Médecins et Chirurgiens dans leur spécialité, me pénétrant en même temps des écrits de tous nos anciens maîtres, et ne négligeant rien des découvertes anciennes et modernes. A l'aide de ces nombreuses connaissances, je suis parvenu à découvrir la véritable application de la Chimie à la Médecine, la seule convenable à tous les cas de maladies les plus désespérées, la seule devant être adoptée par toutes les personnes de sens et de bonne foi qui ne taxent pas de charlatanisme toute annonce d'une découverte importante, qui cependant resterait toujours ignorée si, pour la faire connaître, on n'avait recours à quelque mode de publicité. Pour parvenir à cette découverte si généralement désirée, j'ai considéré toutes les maladies comme un défaut d'équilibre dans les élémens qui concourent à la formation du corps ; j'ai opéré la décomposition et la recomposition de ses fluides altérés ; j'en ai neutralisé le germe par l'élément réparateur qui cimente guérison ; en sorte que les affections déclarées depuis peu de jours, telles que : fluxions de poitrine, fièvre cérébrale, croup, inflammation de bas-ventre, peuvent être guéris en quelques jours par leur neutralisation chimique : les maladies qui durent depuis plusieurs années résistent rarement plus de quinze jours à cette neutralisation chimique.

Le grand nombre de malades qui viennent journellement se consulter chez moi, m'a fait acquérir une grande expérience dans le traitement des maladies chroniques, qui m'a conduit à un tel degré de perfection, que j'espère pouvoir prouver, dans mon Ouvrage, que la Chimie, dans ses opérations, agit avec une promptitude telle, que plusieurs de ces guérisons instantanées, qui paraissent incroyables, n'en sont pas moins réelles. Et pour donner une preuve de leur authenticité, je ne crains pas d'avancer ici que je puis citer le nom et l'adresse de plus de trois mille personnes guéries en quelques jours, d'autres fois en quelques heures, de maladies réputées incurables et dont quelques-unes avaient résisté pendant vingt ans à toute espèce de moyens curatifs, ainsi que le prouveront les observations suivantes, que je me propose de rapporter en plus grand nombre dans l'Ouvrage annoncé, avec l'historique très-détaillé de la maladie de chaque personne, suivi de son nom et de son adresse.

Désormais on ne dira plus qu'*une maladie chronique est un ennemi avec lequel il faut vivre*, puisqu'il suffit de quelques cuillerées de potion pour en arrêter le progrès et souvent en opérer la guérison immédiate. Je n'ignore pas que plusieurs personnes regarderont comme impossibles des cures aussi surprenantes ; mais je les engage à venir s'assurer gratuitement, soit par la lecture de mon Ouvrage, soit auprès du grand nombre de malades qui se réunissent chez moi, de la promptitude des guérisons, de la facilité avec laquelle on peut suivre ce traitement, sans éprouver la moindre douleur, la moindre secousse, et sans être dérangé de ses occupations dans la guérison des maladies chroniques, telles que :

Goutte. — Rhumatisme. — Apoplexie. — Paralysie. — Hydropisie. — Attaques de nerfs (épilepsie). — Aliénation mentale. — Ankiloses. — Pertes de sang ou hémorrhagies. — Age critique. — Dyssenterie. — Hémorroïdes. — Flueurs blanches. — Maladies des voies urinaires. — Rétentions d'urine. — Catarrhes de la vessie. — Gravelle ou pierre. — Ulcères de matrice et autres. — Squirrhe. — Cancer. — Vers solitaires. — Suppressions de règles. — Palpitations de cœur. — Pâles couleurs. — Maigreur et vers des enfans. — Maladies secrètes ou syphilitiques. — Jaunisse. — Pylore. — Gastrites. — Poitrinaires. — Asthme. — Catarrhe. — Coliques de peintre et autres. — Dartres rongeantes, squameuses, crustacées. — Gale. — Teigne. — Ophthalmie dartreuse et autres. — Cataracte. — Surdité. — Vomissemens, glaires, toux opiniâtres. — Maux d'oreille, de gorge, etc.

MAUX DE TÊTE.

M. Rousset, rue Froidmanteau, 22, âgé de 34 ans, avait depuis deux ans des maux de tête qui parfois devenaient tellement violens que le moindre contact, même de son oreiller, lui faisait pousser des hauts cris. Ses yeux étaient très sensibles à la lumière. En vain il avait usé de tous les moyens connus lorsque, traité par la médecine-chimique, il fut guéri en 10 jours. Depuis 11 mois qu'il est guéri, il n'a pas eu de récidive.

Mlle Adèle, rue Babylone, 25, âgée de 38 ans, éprouvait depuis 21 ans des douleurs de tête qui la rendaient folle par intervalles, pendant deux ou trois mois. Vingt fois on l'avait échappée au suicide. Elle avait suivi sans succès le traitement des plus grands médecins, depuis Pinel jusqu'à nos jours, lorsqu'elle s'est présentée aux Consultations de la Médecine-chimique, où je lui ai dit aussitôt : Vous avez un lait dans la tête ; je vais le faire partir, et vous serez guérie. Le lendemain, elle prit la potion et rendit trois litres de lait. Je suis devinée, dit-elle ; il y a 21 ans, j'ai accouché, en effet, d'un enfant dont personne n'a eu connaissance. Dès ce moment, ses maux de tête ont cessé, et elle a compris qu'on pouvait rire et qu'on pouvait voir rire les autres, deux choses auparavant insupportables pour elle. Quelques jours après, sa figure avait tellement repris, que chacun la disait rajeunie de 10 ans. Pas de récidive après cinq ans.

MALADIE DE LA BOUCHE.

Mme Montpetit, rue Saint-Lazare, 132, était affectée depuis un an d'une tumeur cancéreuse qui avait envahi la commissure droite, la gencive droite et la moitié droite de la langue, qui lui causaient des douleurs lancinantes et la réduisaient à ne plus se nourrir qu'avec des potages. Traitée sans succès par trois médecins qui voulaient lui couper la langue et la joue. Elle a été guérie sans opération en un mois par la Chimie. Pas de récidive après deux ans.

Mme Chevalier, rue Saint-Guillaume, 5, âgée de 27 ans, avait depuis 3 mois les gencives profondément ulcérées ; les dents, déracinées, étaient chancelantes et ne permettaient à la malade d'autre nourriture que des potages. Pendant la nuit, le sang s'écoulait en abondance de ses plaies, et la réveillait avec les indices de la suffocation ; quatre médecins l'avaient traitée sans succès. *Guérison radicale en huit jours.*

MALADIE DU NEZ.

Mme D., rue d'Arcole, 9, âgée de 21 ans, éprouvait depuis 2 ans une grande difficulté dans la respiration nazale ; son nez était toujours bouché par la présence de polypes : la nuit et le jour elle respirait par la bouche, ne pouvant se moucher ; toutes les mucosités tombaient dans la gorge. traitée par la Médecine-chimique, *guérison, sans opération, en 45 jours.*

M. Cornet, rue du Faubourg-St-Denis, 123, âgé de 23 ans, portait depuis un an un ulcère cancéreux sur le bout du nez, qui avait rongé l'aile gauche du nez et une partie de la lèvre supérieure. Traité sans succès par 5 médecins des plus célèbres. *Guérison radicale en 22 jours.* Pas de récidive après 4 ans.

SURDITÉ.

Je dois dire dans l'intérêt de la vérité, que, malgré mon âge avancé de 81 ans, j'ai été guérie en 6 jours, par la Medecine-chimique, d'une surdité qui, pendant 3 ans, avait résisté à toute espèce de traitement; depuis trois ans que je suis guérie, j'entends mieux qu'à l'âge de 15 ans.

Femme Boyard, rue de Viarme, 25.

Mlle Durieux, rue de Sèvres, 94, âgée de quinze ans, était sourde depuis sa naissance au point de ne pas entendre les voitures passer à côté d'elle; tous ses voisins, dans son quartier, l'appelaient la sourde et évitaient de lui parler tant ils étaient obligés d'élever la voix pour se faire entendre d'elle. Tous les traitemens qu'elle avait suivi avaient été sans succès. Guérie en 21 jours par la Chimie. Pas de récidive après 6 ans.

Mlle Clément, rue Aumaire, 43, âgée de 22 ans, portait depuis 15 ans un écoulement d'oreilles, abondant et fétide, qui la rendait sourde. Tous les moyens employés avaient été sans succès. *Guérison radicale en 3 semaines.*

MALADIE DES YEUX.

Mme Lebont, rue du Man, 72, à Alençon, âgée de 30 ans, depuis un an avait mal aux yeux, ne distinguait aucun objet et ne voyait pas même à se conduire. Elle n'a éprouvé aucune amélioration des divers traitemens des premiers oculistes de Paris. *Guérison radicale en 3 semaines* par la Médecine-chimique. Pas de récidive après 3 ans.

Depuis 18 mois j'étais aveugle de l'œil droit; j'avais suivi sans succès les traitemens des premiers oculistes de Paris, qui ne trouvaient de ressources que dans une opération que je différais de jour en jour depuis un an; lorsque je me suis fait conduire chez M. le docteur de la Médecine-chimique qui, après avoir examiné mon œil, l'ayant frotté pendant quelques secondes avec son pouce imbibé de quelque substance chimique, s'est écrié : Vous devez y voir! Aussitôt, ouvrant mon œil et cherchant à voir, je n'ai rien vu. Réitérant alors la même friction, mais avec plus de force, il s'est écrié de nouveau : Vous devez y voir! Aussitôt j'ai vu, j'ai distingué tous les objets qui m'ont été présentés. Le lendemain, mon œil est devenu rouge, plus sensible à la lumière; mais ayant suivi la prescription qui m'avait été faite, je me suis trouvée à même, au bout de quelques jours, de pouvoir suspendre tout traitement. Depuis 2 ans que je suis guérie, ma vue est restée toujours très bonne. Mme Guillet, rue de la Roquette, 27.

SCROFULES.

Mme Pauly, rue Saint Guillaume, 2, était affectée depuis 3 ans de 26 glandes, au cou, sur la poitrine, dans les seins, dont une était ulcérée et laissait écouler une humeur verdâtre et fétide. Malgré les traitemens continuels et très-assidus qu'elle avait toujours suivis, le nombre des glandes et leur volume augmentait toujours, lorsque, désespérée, elle s'est soumise au traitement de la Médecine-chimique, qui a opéré sa guérison radicale en un mois. Depuis 2 ans qu'elle est guérie, aucune glande n'a reparu, et sa santé est parfaite.

M. C..., âgé de 24 ans, employé de l'octroi, à la barrière Blanche, portait depuis 2 ans 17 glandes en suppuration au cou, sur la poitrine et sous les aisselles ; ces dernières surtout avaient fait tant de progrès, que le malade était obligé de tenir toujours ses mains appuyées sur ses hanches pour éviter les douleurs produites par le poids de ses bras sur les glandes. Après avoir suivi les traitemens de quatre médecins, il a passé cinq mois à l'hôpital Saint Louis où, n'éprouvant aucune amélioration, il est venu se livrer au traitement de la Médecine-chimique, qui l'a mis à même, au bout d'un mois, de se servir de ses bras, et qui l'a guéri en trois mois. Depuis 2 ans qu'il est guéri, il n'a pas eu de récidive.

CANCER DU SEIN.

Mme veuve Duval, rue d'Enghien, 28, âgée de 48 ans, voyait depuis un an ses deux seins grossir et durcir, ainsi que des glandes sous l'aisselle gauche ; quelques douleurs lancinantes se faisaient sentir journellement. L'avis de quatre des plus grands chirurgiens était qu'il n'y avait rien à faire et qu'il fallait mourir avec son ennemi. Traitée par la Médecine-chimique, guérie en trois mois. Pas de récidive après deux ans.

Mme Leclerc, marchande de papiers peints, rue de Passy, à Passy, était atteinte depuis 10 mois, au sein gauche, d'un engorgement qui avait triplé son volume ordinaire. Il était si dur et si sensible, qu'elle ne pouvait faire un pas sans le soutenir de ses deux mains. Traitée sans succès par deux célèbres médecins, la Médecine-chimique l'a guérie en 21 jours.

GONORRHEE.

M. T... était atteint depuis trois ans d'un écoulement verdâtre qui tachait son linge et lui causait parfois des douleurs. Traité sans succès par les premiers médecins de Paris, il a été guéri en 5 jours par la Médecine-chimique.

OBSTRUCTION AU FOIE.

Mme Broca, quai Saint-Michel, 1, âgée de 41 ans, éprouvait depuis douze ans des douleurs vives au creux de l'estomac, dans le côté droit et dans le dos ; elle avait continuellement la jaunisse ; ses digestions étaient très-difficiles. Depuis un an cette affection s'était compliquée de vomissemens fréquens, d'hydropisie pour laquelle on voulait lui faire la ponction, et qui l'a retenue 3 ans au lit. Dix-huit médecins des hôpitaux de Paris l'ayant traitée sans succès, la Médecine-chimique a arrêté les vomissemens le premier jour, et l'a débarrassée de toutes ses infirmités en 25 jours. Depuis 17 mois qu'elle a cessé son traitement, elle s'est toujours bien portée; elle a engraissé, et chacun la dit rajeunie de 10 ans.

ANÉVRISME AU COEUR.

M. Cos, jaugeur de l'octroi, à la barrière du Roule, âgé de 42 ans, atteint depuis 15 ans d'une obstruction au foie et d'un anévrisme au cœur qui, après avoir résisté à 15 médecins les plus célèbres de Paris, a dégénéré en hydropisie générale qui, depuis un an, le retenait dans sa chambre, condamné par les derniers médecins qui le visitaient à n'avoir plus qu'un mois à vivre ; il s'est abandonné à la Médecine-chimique qui, dans un mois, l'a mis à même de traverser tout Paris à pied, et de reprendre ses occupations ordinaires. Depuis trois ans qu'il est guéri, il n'a cessé de se bien porter.

Mme Done, rue Zacharie, 9, chez M. Thomas, éprouvait depuis 4 ans des battemens de cœur tellement forts, qu'on les distinguait à dix pas soulever son sein; l'oppression et la faiblesse étaient extrêmes et ne laissaient de repos ni nuit ni jour; l'enflure des jambes s'était compliquée, depuis 10 mois, d'un ulcère au-dessus de la cheville de la jambe droite. Trois médecins des hôpitaux de Paris avaient traité vainement l'une et l'autre de ces affections, lorsque la Médecine-chimique a guéri l'ulcère en 15 jours et l'anévrisme du cœur en 40 jours. Pas de récidive après 2 ans.

Je dois dire dans l'intérêt de l'humanité, qu'affectée d'une gastrite chronique et d'un anévrisme au cœur, qui depuis 15 ans avaient résisté aux traitemens divers de trente médecins, qui tous, après quelques mois de soins, s'accordaient à me dire : *En vain vous dépenseriez tout votre argent, vous ne guéririez jamais.* Lorsque faible, très-oppressée et très-gênée dans mes digestions, je me suis fait transporter aux Consultations gratuites de la Médecine chimique où, encouragée par le grand nombre de malades qui, comme moi réputés incurables, se réjouissaient au bout de quelques jours d'une amélioration voisine de la guérison, je me suis soumise à ce nouveau mode de traitement, qui m'a guérie en 45 jours. Depuis 2 ans que j'ai cessé ce traitement, je me porte de mieux en mieux. Mme Grosset, rue Bergère, 2.

HYDROPISIE.

Mme Sellier, rue du Moulinet, 8, barrière Fontainebleau, âgée de 62 ans, était affectée depuis 10 ans d'un anévrisme au cœur qui, après avoir résisté à divers traitemens, s'est compliqué d'une hydropisie générale qui avait rendu le ventre et les membres d'une grosseur monstrueuse. Depuis un mois, il lui prenait des crises d'étouffement qui duraient 4 ou 5 heures et, devenant tous les jours plus fortes, faisaient dire à son dernier médecin qu'elle n'avait pas quatre jours à vivre, lorsque traitée par la Médecine-chimique, elle a vu partir toutes ses eaux en huit jours. Son médecin, étonné d'une guérison si subite, est venu auprès de la convalescente passer une demi-heure à la questionner sur sa miraculeuse délivrance. Pas de récidive après un an.

M. L..., chez M. Durcos, rue de Sèvres, 165, était atteint depuis un an d'une hydropisie générale qui donnait à son corps trois fois son volume ordinaire. Traité sans succès par trois médecins célèbres, il a été guéri en huit jours par la Médecine chimique. Pas de récidive après 2 ans.

POITRINAIRES.

Mme Courtot, rue de Passy, 41, à Passy, âgée de 33 ans, était affectée, depuis 3 ans, de toux, de crachats épais, de frissons et sueurs continuelles, de dévoiement qui l'avaient épuisée, au point de la retenir 6 mois au lit. Deux fois elle avait craché du sang en abondance, depuis un an ses règles étaient arrêtées ; six médecins célèbres l'avaient condamnée à une mort prochaine lorsque, traitée par la Médecine-chimique, elle a été guérie en 28 jours. Depuis 28 mois qu'elle est guérie, elle se porte bien ; ses deux sœurs étaient mortes poitrinaires à ce même âge.

Qu'il me soit permis de donner un témoignage authentique de ma gratitude à M. le docteur de la Médecine-chimique qui m'a guéri en 20 jours d'un catarrhe-pulmonaire qui, après avoir résisté 2 ans aux traitemens divers de six médecins célèbres, s'était compliqué depuis un an de fièvre, de frissons, de sueurs, accompagnés depuis 6 mois d'un dévoiement fétide qui, après avoir ruiné mes forces, me retenait au lit et m'avait fait condamner *poitrinaire incurable* par les deux derniers médecins qui m'avaient traité. Depuis 3 ans que j'ai été guérie aux Consultations gratuites de la Médecine-chimique, rue du Bac, 106, je ne me suis jamais si bien portée.

Mme Delrue, rue de l'Oratoire-du-Roule, 66.

Mlle Wagner, marchande de liqueurs, rue du Cherche-Midi, 85, âgée de 15 ans, pas encore formée, avait été prise tout-à-coup d'une toux d'abord sèche, ensuite accompagnée de crachats, de dévoiement fétide qui, au bout de 2 mois, l'avaient réduite à un état de maigreur et de faiblesse extrêmes, malgré les soins de deux célèbres médecins. Traitée par la Médecine-chimique, les frissons et les sueurs ont disparu dès le premier jour; le dévoiement s'est arrêté le troisième jour, la malade a paru engraissée. Au bout d'un mois, les règles ont paru et sa santé a été parfaite.

M. Lavoignat, rue d'Arcole, 6, éprouvait depuis cinq ans une oppression et une toux continuelles accompagnées de crachats abondans, épais et gluans qui, depuis un an, s'étaient compliqués de frissons qui duraient une heure et étaient suivis de fièvre, de sueurs qui tous les jours le retenaient au lit depuis midi jusqu'à trois heures. Neuf médecins des plus célèbres de Paris l'avaient traité sans succès lorsqu'il s'est soumis à la Médecine-chimique qui l'a guéri en 35 jours. Pas de récidive après deux ans.

ULCÈRES.

M. David, épicier, quai de Passy, à Passy, âgé de 30 ans, portait depuis 2 ans un ulcère rongeant d'un pouce et demi de diamètre à la joue droite. Sept médecins l'avaient traité sans succès; l'un d'eux, questionné par sa femme sur l'état du malade, répondit : *Pour cent mille francs, je ne voudrais pas en avoir autant.* Traité par la Médecine-chimique, guéri en 19 jours. Depuis 26 mois qu'il est guéri, son mal n'a pas reparu.

M. Duparc, ferblantier à Aubervillers, près Paris, était affecté, depuis 3 ans, de deux ulcères variqueux, de deux pouces de diamètre, à la jambe droite, qui était enflée jusqu'au genou, dure, tendue et très-rouge; il éprouvait de vives douleurs dans la marche; après avoir été traité par dix médecins qui, ne pouvant le guérir, l'ont déclaré incurable et l'avaient même fait rayer des contrôles de la garde nationale, lorsqu'il s'est livré à la Médecine-chimique, qui la guéri en 30 jours. Pas de récidive après deux ans.

ÉPILEPSIES

Mme Breschu, cour du Dragon, 5, âgée de 28 ans, était affectée depuis 3 ans d'attaques d'épilepsie qui devenaiant de plus en plus fréquentes (au moins une par mois), et duraient une demi-heure chaque. Traitée sans succès par plusieurs médecins, elle s'est rendue à ma Consultation, où j'ai pu lui dire, sans crainte de me tromper : Suivez cette ordonnance, et vous ne tomberez plus. En effet, depuis 24 mois qu'elle est guérie, elle n'a plus eu d'attaque.

FOLIE.

M. V..., âgé de 47 ans, mécanicien, ayant été pillé pendant les affaires de juin, fut pris tout-à-coup de maux de tête continuels, d'idiotisme, d'étourdissemens, d'absences, d'emportemens sans sujet, au point de poursuivre ses ouvriers, une barre de fer à la main. Plus de mémoire. Il était depuis 4 ans dans ce déplorable état. En vain il avait été traité par six médecins, lorsqu'il a suivi le traitement de la Médecine-chimique qui, en quelques jours, a dissipé toutes ses infirmités, lui a rendu, en un mois, la mémoire et la lucidité dans ses idées.

GASTRITES.

Ma conscience me fait un devoir de publier, en faveur de l'humanité, qu'affectée d'une gastrite chronique de 15 ans, qui depuis 10 mois me causait quatre vomissemens noirs par jour, ce qui faisait dire à mon médecin que j'étais affectée du pilore; toute espèce de traitemens ont été employés sans succès, lorsque je me suis fait transporter, mourante, aux Con-

sultations gratuites de la Médecine-chimique, mes vomissemens ont été arrêtés au premier jour du traitement. Depuis douze mois je n'ai plus vomi, j'ai engraissé, et chacun me dit rajeunie de 10 ans. Mme LELOUTRE,
à Montereau-Faut-Yonne (Seine-et-Marne).

Permettez-moi de témoigner publiquement ma reconnaissance à M. le docteur de la Médecine-chimique, dont les Consultations gratuites sont si salutaires au grand nombre de malades qui, comme moi, ont épuisé leurs forces et leur fortune à suivre, pendant longues années, divers traitemens infructueux. Affecté depuis 15 ans d'une gastrite chronique et d'un anévrisme au cœur, qui m'ont retenu 3 ans dans mon lit, vomissant vingt fois par jour toute espèce d'alimens et de boissons, j'avais essayé en vain des traitemens divers de dix-huit médecins différens; lorsque, désespéré, je me suis fait transporter, dans une faiblesse extrême, aux Consultations de la Médecine-chimique, dont les effets ont été si rapides que, dès le premier jour, mes vomissemens ont cessé, et que 21 jours après j'ai été à même de pouvoir suspendre tout traitement; Depuis 3 ans que je suis guéri, je continue à bien me porter. Plus de vingt personnes de ma connaissance, affectées de maladies chroniques, étonnées de ma guérison si subite, se réjouissent aujourd'hui, comme moi, d'avoir suivi son traitement. M. Bath, rue Saint-Antoine, 112.

Je certifie avoir été guéri en 12 jours, par la Médecine-chimique, d'une gastrite chronique, accompagnée de vomissemens qui, depuis 3 ans, se renouvelaient dix fois par jour, et que 10 médecins ont traité successivement pendant 15 ans sans m'avoir apporté le moindre soulagement. Hannel, à Puteau.

Je dois dire dans l'intérêt de l'humanité que traitée par onze médecins pour une gastrite chronique et un anévrisme du cœur, qui m'ont retenue 20 ans malade, et qui, après avoir miné mes forces et ma fortune, m'ont forcé à passer 3 ans dans divers hôpitaux de Paris, sans en éprouver aucun soulagement; enfin, déclarée incurable par les médecins les plus célèbres, et affaiblie au point de ne pouvoir sortir de ma chambre, je n'avais plus que la mort pour pertage, lorsqu'on m'a transportée, dans une faiblesse extrême, aux Consultations gratuites de la Médecine-chimique, dont les résultats sont si surprenans, qu'au bout de huit jours je mangeais avec appétit tout espèce d'aliment, et, après 14 jours de traitement, je faisais une lieue à pied. Mon mari, étonné de ce succès, et atteint lui-même des mêmes maladies depuis 3 ans, a été guéri en trois jours. Depuis 26 mois nous jouissons de la santé la plus florissante. Mme Guillot, rue de Grenelle, 37.

M. Lindonard, rue Regratière, 15, âgée de 26 ans, vomissait 50 fois par jour depuis 18 mois; traité par six des médecins les plus célèbres de Paris, ses vomissemens devenaient de plus en plus fréquens et l'avaient réduit a une faiblesse extrême lorsque, se confiant à mes soins, je lui ai dit : Suivez cette ordonnance et vous ne vomirez plus. A la première cuillerée de potion, ses vomissemens ont été arrêtés. Dès-lors il a pris de la nourriture et ses forces sont revenues.

Monsieur le Docteur,

Ma sœur, qui depuis 5 ans ne pouvait presque rien digérer, et qui depuis 2 ans gardait le lit, épuisée par un dévoiement et des vomissemens qui se renouvelaient trente fois par jour, a fait usage de vos médicamens. Au premier jour de la potion, ses vomissemens se sont arrêtés ; nous sommes au dixième jour du traitement, et déjà le pain et la viande sont digérés ; le dévoiement est arrêté. Veuillez nous faire expédier une autre ordonnance. C. B., Sœur de charité, à Limoux.

ULCÈRES DE MATRICE.

Mme Cécile Charnot, rue de Sèvres, 14, à Vaugirard, âgée de 36 ans, éprouvait depuis 3 ans des flueurs blanches qui, étant devenues de plus en plus abondantes, se sont compliquées de pertes de sang très-fréquentes et de douleurs assez vives dans le bas-ventre, dans les reins, les cuisses et l'anus. Après avoir été traitée sans succès par trois médecins, elle est entrée dans un hôpital de Paris où, après un mûr examen, on lui a proposé un bulletin d'incurable pour entrer à l'hospice de la Salpêtrière. Traitée par la Médecine-chimique, guérison radicale en 48 jours. Depuis 16 mois qu'elle est guérie, point de récidive.

Mme Roulier, petite rue Verte, 10, âgée de 49 ans, était affectée depuis 26 mois d'une perte de sang qui, par le moindre exercice, devenait très abondante et acquérait une odeur fétide ; des douleurs parfois très-vives se faisaient sentir dans le bas-ventre, l'anus, les reins et les cuisses qui, minant journellement ses forces, l'avaient réduite à une faiblesse extrême, malgré les soins de six médecins et d'un séjour de 2 mois dans un hôpital de Paris, lorsque, traitée par la Médecine-chimique, elle a été guérie en 19 jours. Pas de récidive après 2 ans.

PALES COULEURS

Mlle S.... femme de chambre de Mme la comtesse de Manhés, rue Neuve-du-Luxembourg, 7, âgée de 17 ans, était depuis 3 ans pâle, jaune, sans forces, souffrant dans le dos et dans l'estomac ; impossible d'être serrée de la taille, flueurs blanches abondantes ; la digestion était très-pénible, son cœur battait avec tant de violence, qu'à dix pas on voyait son sein soulevé à chaque battement. Quand elle montait un escalier, elle tombait sans connaissance ; sa faiblesse allait toujours croissant, malgré qu'elle eût suivi les traitemens de six médecins à Paris, et de trois médecins à Naples Traitée par la Médecine-chimique, ses douleurs d'estomac et de dos ont été dissipées au bout de 8 jours ; au vingtième jour, ses battemens de cœur avaient cessé ; au bout de 26 jours ses règles ont paru ; ses flueurs blanches ont cessé; la jaunisse a fait place aux couleurs rosées ; la force et la gaîté ont remplacé la faiblesse et la mélancolie. Depuis 26 mois qu'elle a cessé son traitement, elle ne s'était jamais si bien portée.

HYDROCÈLES.

M. Roussel, rue de Sèvres, 124, âgé de 12 ans, était atteint depuis 14 mois d'un hydrocèle qui faisait paraître ses parties de la grosseur du poing; deux médecins avaient proposé l'opération. Traité par la Médecine-chimique, guéri en 15 jours sans opération. Depuis 18 mois, il n'a pas eu de récidive.

M. F..., âgé de 15 ans, venant de Beffort, portait depuis un an une hydrocèle de la grosseur d'une pomme, qui n'avait pu être guérie par deux médecins. Traitée par la Médecine-chimique, guérie en 10 jours.

SARCOCÈLES.

M. Delbrun, rue de Sèvres, 86, âgé de 24 ans, était atteint depuis 3 ans d'un engorgement de testicule gauche ; il a suivi un traitement dans cinq hôpitaux, et partout on a fini par lui proposer l'opération. Enfin, décidé à le faire couper, il a voulu prendre mon dernier avis, et sur la proposition que je lui ai faite de nouveaux moyens curatifs, il s'est soumis à un traitement chimique qui l'a guéri en 3 semaines. Depuis 3 ans que sa guérison est effectuée, il n'a pas eu de récidive.

DARTRES.

Mme Descoings Robert, à Suresne, âgée de 29 ans, portait depuis six ans, sur le front, le nez et la partie supérieure des joues, une rougeur très-vive parsemée de boutons blancs, accompagnée de chaleurs, de cuissons, et quelquefois de démengeaisons. Les traitemens divers de huit médecins n'ont pu arrêter les progrès de cette affection. Traitée par la Médecine-chimique, guérison radicale en 3 mois. Depuis 15 mois qu'elle est guérie, elle n'a pas eu de récidive.

M. D..., âgé de 40 ans, portait depuis 18 mois une dartre vive répandue sur tout son corps. La nuit, les démangeaisons étaient tellement vives, qu'il était obligé de sortir de son lit et de courir dans ses appartemens. Traité par 2 médecins des hôpitaux, et enfin par le baron Alibert, pendant un an, il n'a trouvé du soulagement que dans la Médecine-chimique, qui l'a guéri en 6 semaines. Point de récidive après 6 ans.

M. V..., âgé de 38 ans, éprouvait depuis 2 ans des démangeaisons très-vives, aux parties et aux cuisses; il n'avait de repos ni nuit, ni jour ; une humeur fétide suintait de ces surfaces. Traité par 8 médecins successivement, son mal faisait toujours des progrès ; guérison radicale en 20 jours. Point de récidive après 2 ans.

TUMEURS BLANCHES.

Mlle Moisson, rue Saint-Germain-l'Auxerrois, 16, âgée de 12 ans, était affectée depuis 3 ans d'une tumeur blanche; à l'articulation du pied droit, il s'était formé trois trous, par lesquels étaient sortis des os; l'humeur qui en sortait était abondante; la douleur, assez vive, ne permettait pas à la malade de faire exécuter le moindre mouvement à son pied, quatre médecins, dont trois des plus célèbres, l'avaient soignée sans succès. Traitée par la Médecine-chimique, au bout d'un mois radicalement guérie. Pas de récidive après 2 ans.

M. Louis, fils de Mme Rose, rue de la Glacière, 87, âgé de 8 ans, atteint depuis 3 ans de tumeur blanche aux deux bras, compliqué de trois trous à l'un et de deux à l'autre, causant de vives douleurs. Repoussé comme incurable par tous les médecins, il était pâle, saignant du nez et des gencives avec facilité. Après six jours de traitement, il n'a saigné ni du nez ni des gencives; des couleurs rosées ont couronné ses joues. 2 mois après, guérison complète.

INFLAMMATION D'INTESTINS.

Mme Drague, lingère, avenue de Neuilly, 75, à la suite d'une couche laborieuse, fut atteinte d'une inflammation de bas-ventre avec des douleurs tellement aiguës, que trois médecins qui la traitaient en même tems l'avaient condamnée à ne pas passer la nuit, lorsque traitée par la Médecine-chimique, elle a paru le lendemain à ces mêmes médecins, sans douleurs, presque sans fièvre et dans un état voisin de la guérison, dont ils ne pouvaient se rendre compte qu'après avoir appris ce qui avait été prescrit.

HÉMORROIDES.

M. Gendron, quai de Bercy, 44, depuis 3 ans était affecté d'hémorroïdes et d'indurations à l'anus, qui lui causaient sans cesse des élancemens; une humeur sanguinolente s'en écoulait, et lorsqu'il allait aux lieux d'aisance, le sang partait en abondance et il poussait des cris perçans. Traité en vain par dix médecins célèbres. Guéri par la Chimie en 35 jours. Pas de récidive après deux ans.

RHUMATISMES GOUTTEUX.

M. Charon, rue Neuve Coquenard, 6, âgé de 40 ans, éprouvait sans cesse, depuis un an, des douleurs rhumatismales très vives, qui se portaient tantôt aux bras, tantôt aux jambes, et l'empêchaient alors de se servir de ses membres; quelquefois à la tête et à l'estomac, où elles produisaient des vertiges, des étouffemens et une grande gêne dans les digestions. Traité en vain par six médecins. Guéri par la Chimie en 12 jours. Pas de récidive après 2 ans.

TRAITEMENT PAR CORRESPONDANCE.

Consultations payantes le matin à deux heures.

Imprimerie de L. VASSAL, rue Saint-Denis, 368.

Sous Presse.

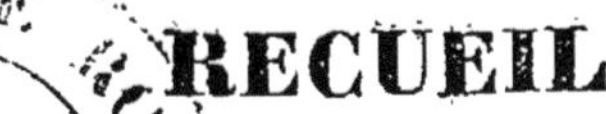

RECUEIL
DE
GUÉRISONS RADICALES,
OBTENUES
PAR LA MÉDECINE CHIMIQUE,

Dans des maladies désespérées ou réputées incurables,

Ouvrage in-8.—Prix : 1 fr.

PAR LE DOCTEUR **REY DE JOUGLA**

Membre correspondant de plusieurs sociétés savantes, professeur des maladies de la peau, dartres, ulcères, scrofules, etc., etc.

CONSULTATIONS GRATUITES,

RUE DE SÈVRES, 28, au coin de la rue du Bac,

Tous les jours de midi *à* huit *h., et le dimanche de* midi *à* trois *h.*

Pénétré de la plus tendre sollicitude pour l'humanité souffrante, m'identifiant avec ses maux, je me suis efforcé de bonne heure de trouver à chaque maladie le traitement le plus prompt; pour atteindre ce but je compte dix ans d'exercice et d'observation dans les hôpitaux de Paris, où je donnais mes soins tous les jours à 200 malades, recueillant ainsi les meilleurs préceptes des plus grands médecins et chirurgiens dans leur spécialité, me pénétrant en même temps des écrits de tous nos anciens maîtres, ne négligeant rien, pas même les remèdes secrets populaires si efficaces dans tant de cas. J'ai réuni à ces nombreuses connaissances l'application de la chimie à la médecine; j'ai considéré toutes les maladies comme des empoisonnements; j'ai opéré la décomposition et la recomposition des fluides altérés du corps humain; j'ai trouvé à chaque maladie son contrepoison; ensorte que les affections déclarées depuis peu telles que : fluxions de poitrine, croup, fièvre cérébrale, inflammation d'intestins, inflammation de bas ventre, peuvent être guéries en quelques heures par leur contrepoison. Les maladies qui durent depuis plusieurs années résistent rarement plus de quinze jours à leur contrepoison.

je suis arrivé à un tel degré de perfection, que je puis citer l'observation et l'adresse de plus de trois mille personnes guéries de maladies réputées incurables, dont quelques-unes avaient résisté pendant vingt ans à toute espèce de moyens curatifs, et je défie qui que ce soit de trouver un seul malade qui ait suivi mon traitement sans avoir été guéri.

Il n'est pas douteux que cette pratique a suscité et suscitera encore de nombreux opposans, comme en ont trouvé les brillantes découvertes à toutes les époques; mais c'est par des succès que je répondrai aux insinuations de la calomnie; et afin que tout le monde puisse participer aux bienfaits de cette méthode, je continuerai à donner tous les jours des consultations gratuites, où chacun pourra s'assurer de ce que j'avance.

Bien loin de craindre des rapports avec MM. les médecins et pharmaciens, je les prierai de m'adresser ceux de leurs malades qu'ils regardent comme incurables, et de se rendre compte ainsi de la supériorité de mon traitement. Déjà j'en ai guéri plusieurs, au grand désappointement de quelques académiciens et professeurs de médecine, qui m'avaient défié de leur apporter le moindre soulagement, ainsi que le prouveront les observations suivantes que le défaut d'espace ne me permet pas de citer en plus grand nombre, mais qui seront rapportées avec de plus amples détails dans l'ouvrage annoncé.

MALADIES DE L'OREILLE.

M. Javot, rue du Four, était sourd depuis sept mois, de manière à ne pas entendre passer une voiture à côté de lui; tous les traitements qu'il avait suivis n'avaient apporté aucune amélioration à son état. Je lui ai fait préparer une potion à prendre par cuillerée de demi en demi heure; à la seconde cuillerée il s'est écrié: *ah mon Dieu! j'entends passer les voitures dans la rue*, depuis ce moment il n'a cessé d'entendre très-distinctement.

Madame Serrurier, rue Blomet, 11, à Vaugirard, était sourde depuis six mois. Je l'ai guérie chez moi, en deux minutes. Rentrée chez elle, sa sœur, selon son habitude, se mit à crier bien fort pour se faire entendre d'elle: *oh! ne parlez pas si haut*, dit-elle, *j'entends aussi bien que vous.*

Mademoiselle Caron, rue du Faubourg St-Denis, 119, avait depuis trois mois un écoulement d'oreilles très abondant et très fétide; tous les traitements qu'elle avait suivis n'avaient pu le modifier : *guérison radicale en douze jours.*

MALADIES DE LA BOUCHE.

Mademoiselle Lépinard, rue des Brodeurs, 11, était atteinte depuis un an d'ulcères aux gencives, qui avaient déchaussé toutes les dents et mis les os à découvert dans quelques points. Après avoir suivi divers traitements chez elle, elle est restée six mois à l'hôpital des Enfants, d'où elle est sortie plus malade qu'elle n'y était entrée: *guérison radicale en huit jours.*

M. Chabrier, rue St-Honoré, 280, était affecté depuis quinze mois d'un ulcère à la gorge, qui avait rongé la luette et une partie du voile du palais; vainement il avait suivi plusieurs traitements; le mal augmentait toujours : *guérison en trois semaines.*

M. De Lagrave, rue des Vinaigriers, 23, était atteint depuis trois jours d'une esquinancie tellement forte, que deux médecins qui le traitaient appréhendaient la suffocation : *guérison en vingt-quatre heures.*

MALADIES DES YEUX.

Mademoiselle Delphine, rue St-Apolline, 27, était atteinte depuis trois ans d'une taie à l'œil droit qui couvrait tout l'œil. Malgré les traitements de tous les oculistes qu'elle avait consultés, elle n'avait éprouvé aucun soulagement: *guérison radicale en cinq semaines.*

Madame Dubrezé rue Poissonnière, 15, ne pouvait rien distinguer depuis dix-huit mois de son œil droit, par suite d'une cataracte qui faisait toujours des progrès, malgré les soins des premiers chirurgiens oculistes de Paris : *guérison en quatre mois.*

M. David, rue du Four, 29, fut pris tout-à-coup de douleurs très vives dans les yeux, la lumière était insupportable, les paupières se gonflèrent beaucoup, quand on cherchait à les écarter il s'écoulait une humeur laiteuse. Deux médecins qui le traitaient l'avaient condamné à perdre la vue : *guérison en six jours.*

MALADIES DU NEZ.

Mademoiselle Désirée, rue Coquillière, 21, portait depuis un an une dartre vive à l'entrée des narines, qui commencait à ronger le côté droit du nez, ainsi que la cloison nasale. Les traitements de six médecins célèbres n'avaient pu arrêter les progrès de son mal : *guérison radicale en quinze jours.*

Madame Devrai, rue de Sèvres, 139, après avoir été opérée trois fois à Reims, pour des polypes du nez, se rendit à Paris, pour se faire guérir radicalement; depuis trois ans que je l'ai opérée par un procédé particulier peu douloureux, elle ne s'est plus aperçue de rien.

ULCÈRES.

Madame D.., rue du Cadran, 17, portait depuis dix ans un ulcère rongeant à la jambe gauche, qui malgré tous les traitements s'étendait toujours, tellement que lorsque j'ai été appelé, il occupait presque toute la jambe; mesuré, il présentait 10 pouces de hauteur et six pouces de largeur, les os étaient à découvert et dans leur intervalle existaient des trous qui auraient logé des œufs de poule : guérison radicale en deux mois.

M. L.., rue de Sèvres, 133, portait depuis quatre ans un ulcère rongeant à la joue droite, qui malgré les soins de presque tous les médecins des hôpitaux, et enfin d'un académicien, médecin du bureau de charité, s'aggravait de plus en plus. Ce dernier médecin ayant appris que je voulais traiter ce malade, s'est emporté en invectives contre moi, il m'a défié de le guérir; mais, voyant que je garantissais d'opérer la guérison dans un mois, il s'est astreint à visiter le malade deux fois par semaine pour suivre mon traitement. A peine 25 jours s'étaient-ils écoulés que l'ulcère était radicalement guéri, au grand désappointement de notre académicien.

TUMEURS BLANCHES

M. B.., rue de la Féronnerie, était atteint depuis 3 ans d'une tumeur blanche au genou droit, qui malgré les soins de trois professeurs de l'école de médecine et d'une dixaine d'autres médecins, augmentait toujours, et avait enfin réduit le malade à ne pouvoir plus s'appuyer sur sa jambe; il était d'une pâleur extrême, saignant du nez et des gencives avec facilité. Après six jours de traitement, il n'a saigné ni du nez, ni des gencives, des couleurs rosées ont couronné ses joues; deux mois après, guérison complète.

HYDROCÈLE.

MM. De R... frères, rue de Lille, 19, portaient chacun depuis deux ans une hydrocèle plus grosse que le poing; ils hésitaient à se faire opérer, lorsqu'ils ont appris que je guérissais ces maladies sans opération; à peine ont-ils fait usage de mes moyens, l'un pendant 20 jours et l'autre pendant 24 jours, que leur affection a été entièrement dissipée. Depuis deux ans qu'ils sont guéris, ils n'ont eu aucune apparence de récidive.

MALADIES D'ESTOMAC.

Monsieur,

Quel bonheur de vous avoir rencontré : malade depuis deux ans, je ne quittais plus le lit depuis un an, malgré les traitements successifs de douze médecins qui n'ont pu me soulager un instant, tandis que par votre traitement, en dix jours les douleurs d'estomac et de dos ont été enlevées, mes digestions qui ne se faisaient plus ont repris leurs cours, et déjà hier je suis allée voir mes parents et amis, qui ont été très étonnés d'un changement si subit opéré en moi; j'espère que dans peu de jours je pourrai venir vous remercier.

Madame Vincent, rue de la Pépinière, 4.

Vous aviez bien raison, Monsieur, de dire que mes douleurs d'estomac et de dos que j'éprouvais depuis dix ans et qui rendaient mes digestions si pénibles, n'étaient dues qu'à un lait qui s'était fixé sur mon estomac, car ce que vous m'avez fait prendre m'a fait rejeter en deux jours trois cuvettes de lait caillé, comme du fromage à la crême: depuis ce moment je me trouve tout-à-fait dégagée, je mange beaucoup et mes digestions se font très bien.

F. T., rue Croix-Nivert, 14.

Monsieur,

Comment peut-il se faire que depuis 20 ans que je souffre, 23 médecins m'ayent traitée sans avoir connu ma maladie et sans jamais avoir pu me soulager; c'était bien, comme vous me l'avez dit, du lait qui était fixé dans mon estomac et dans mon col, et qui m'empechait d'avaler et de digérer; j'en ai rendu au moins 4 litres en trois jours, mais par gros morceaux comme des marrons et de la même consistance que le fromage à la crême. Maintenant j'avale très bien les liquides et même toute espèce d'aliments dont je n'avais pu me nourrir depuis deux ans. J'étais bien résignée à mourir, mais je vois maintenant que dans peu de jours je pourrai venir vous remercier.

Madame G., rue de Seine, 70.

Monsieur,

Vous l'avez bien dit, les trois médecins que j'ai vus, quoique membres de l'Académie de médecine, ne connaissaient pas ma maladie, car tous leurs traitements et même le pessaire qu'ils m'ont placé n'ont pas empêché mes douleurs d'estomac et mes coliques de bas-ventre, au point que depuis six mois je ne pouvais faire cinquante pas hors de ma chambre sans être pendue au bras de mon mari; je vous sais le meilleur gré de m'avoir débarrassée de ce maudit pessaire et de mes coliques, et de m'avoir rendu la facilité de mes digestions et des longues promenades sans être fatiguée

Madame Cl., rue de Sèvres, 109.

Monsieur,

Personne ne savait à Paris que j'avais eu un enfant il y a 15 ans; mais vous m'avez devinée, en me disant que c'était un lait qui était fixé dans ma tête et qui me causait depuis six mois ces douleurs si vives qui ne me laissaient de repos ni nuit ni jour, et que les médecins les plus célèbres n'ont pu diminuer un instant. J'ai rendu pendant huit jours du lait caillé par le traitement que vous m'avez fait suivre, et mes maux de tête sont entièrement dissipés.

Adèle, rue Babylone, 25.

Monsieur,

Depuis dix ans j'éprouvais des douleurs d'estomac et de dos, par fois tellement vives que je me roulais sur mon lit et je courais dans la chambre comme une folle; j'ai fait appeler une quinzaine de médecins, aucun n'a pu me soulager; mais je dois en convenir, votre traitement m'a soulagée le premier jour, et le douzième jour je n'ai plus souffert, et j'ai mangé et bu comme si je n'avais jamais été malade.

Madame P. rue Montmartre, 10.

Monsieur,

Mes maux de tête et mes douleurs d'estomac qui duraient depuis un an, se sont passés en dix jours grâce à votre bon traitement; j'espère que désormais mes voisins pourront dormir tranquilles et que je ne me leverai plus la nuit pour aller courir comme une folle et me rouler dans ma chambre et dans mon jardin. J'ai rendu beaucoup de lait caillé comme vous me l'aviez annoncé. Je regrette beaucoup d'avoir consulté avant vous quatre médecins qui n'ont rien connu à ma maladie. Madame POIRRA, av. Breteuil, 4.

Madame Dupont et madame Declerc, rue du Bouloy, 17, éprouvaient depuis six ans des douleurs d'estomac et de dos, des difficultés de digestion tellement grandes, qu'à la fin rien ne pouvait passer, pas même quelques cuillerées de lait. Appelé pour leur donner mes soins, j'ai été défié de les guérir, par les médecins qui les traitaient; je leur ai laissé le choix entre les deux malades: madame Dupont, qui était la plus malade, a été guérie en quinze jours par mon traitement, tandis que madame Declerc est morte au bout de cinq semaines.

Madame C..., Chaussée-du-Maine, âgée de 35 ans, éprouvait depuis trois ans des douleurs d'estomac et de dos qui augmentaient toujours malgré tous les traitements qu'elle avait suivis; ses digestions étaient très lentes et très pénibles, elle éprouvait des étouffements très fréquents, les courses un peu longues lui étaient impossibles; quand elle montait un escalier, elle était obligée de s'arrêter. Son père et son oncle sont morts du pilôre : *guérison radicale en un mois*

PALES COULEURS.

Mademoiselle G.., âgée de 17 ans, était pâle et sans forces, elle avait depuis 2 ans des palpitations de cœur très-fortes, et des douleurs d'estomac et de dos qui l'empêchaient de se serrer la taille; elle mangeait très-peu, se sentait gonflée tout aussitôt, elle *voyait* en petite quantité, et avait beaucoup de flueurs blanches. *Guérie entièrement en* 11 *jours.* Rue de Sèvres 161.

Mademoiselle Eugénie, âgée de 17 ans, rue des Brodeurs 6, avait depuis 3 ans des coliques d'estomac très-fortes qui lui répondaient jusque dans le dos, elle ne pouvait jamais rester agraffée, ses digestions étaient très-pénibles et très-lentes à se faire, elle vomissait quelquefois après avoir mangé, elle *voyait* un peu en blanc; elle a consulté plus de 15 médecins, aucun n'a pu la soulager. *Guérie en 15 jours par le traitement chimique.*

Mademoiselle B., âgée de 19 ans, éprouvait depuis 4 ans des palpitations très-fortes, une toux opiniâtre, des douleurs d'estomac et de dos très-vives qui l'avaient fait condamner à un repos absolu par tous les médecins qui l'avaient traitée par tous les moyens ordinaires sans lui apporter le moindre soulagement. *Guérie en 18 jours*, rue Sèvres 106.

Mademoiselle L., âgée de 15 ans, rue Sèvres 161, éprouvait depuis un an des douleurs vives dans l'estomac et dans le dos, des palpitations de cœur et des coliques de bas-ventre, ses digestions étaient très-lentes et très-pénibles; traitée sans succès par trois médecins différents, ses règles sont venues pour la première fois au bout de six jours de traitement *et la guérison a été complète au 15e jour.*

Mademoiselle D., âgée de 19 ans, rue Croix Nivert 22, éprouvait depuis 4 ans des douleurs d'estomac et de dos, ses digestions étaient très-lentes et pénibles, elle était pâle et sans forces, des dartres humides se formaient sur toutes les parties de son corps; en vain avait-elle consulté les médecins les plus célèbres, aucun soulagement n'était résulté de tous les traitements qu'elle avait suivis. *Guérison radicale en 20 jours.*

M. Cheret, au château des Tuileries, éprouvait depuis un an des étouffements, des palpitations, des faiblesses générales, des digestions pénibles, qui malgré tous les traitements qu'il avait suivis, allaient toujours en augmentant; jeune encore il était courbé sous le poids de sa maladie. Après quinze jours de traitement il a avoué lui-même que jamais il ne s'était *aussi bien porté.*

HYDROPISIE DU CŒUR.

Madame M., âgée de 28 ans, passage Lorette 1, éprouvait depuis six ans des douleurs vives dans l'estomac et dans le dos; ses digestions, d'abord très-pénibles, étaient devenues impossibles, l'eau de gomme était devenue son unique aliment; des battements de cœur, des étouffements, et un affaiblissement général compliquaient cette maladie qui avait eté traitee sans résultat par des médecins très-connus des hôpitaux de Paris. *Guérie en trois semaines par notre traitement.*

PALES COULEURS, RHUMES.

Mademoiselle W., âgée de 19 ans, rue du Moulin de Beurre 7, éprouvait depuis trois ans une difficulté extrême dans ses digestions, qui ne tarda pas à se compliquer d'une pâleur générale, de battements de cœur, d'étouffements, de toux continuelle, de flueurs blanches très-abondantes et de suppression presque complète de six mois. *Guérison radicale en trois semaines. Les couleurs ont reparu fraîches et vermeilles.*

Mademoiselle L.F., âgée de 16 ans, rue St.-Romain 9, était pâle et sans forces, elle avait une difficulté extrême à se former, elle éprouvait des coliques très-violentes, des douleurs d'estomac et de dos, ses digestions étaient très-lentes et pénibles. Quand elle montait un escalier son cœur battait avec force et se sentant étouffer elle était obligée de s'arrêter. Au bout de 15 jours de *traitement elle a été formée, et tous les accidents ont été dissipés au vingtième jour.*

INFLAMMATION D'INTESTINS.

Madame V.., âgée de vingt-six ans, rue Chamont, 12, éprouvait depuis six mois des coliques très-vives qui ne lui laissaient de repos ni nuit ni jour, son ventre était toujours gonflé, elle ne pouvait rien digérer, elle vomissait tout ce quelle avalait, l'eau sucrée était devenue son unique nourriture. Traitée sans succès par quatre médecins successifs, elle était condamnée à mourir lorsqu'elle a suivi mon traitement qui l'a *guérie en un mois.*

Madame Chapizeau, rue St-Lambert, 21, à Vaugirard, était atteinte depuis un an de coliques extrêmement violentes, de gonflement de ventre, de vomissements, qui ne lui permettaient de repos ni nuit ni jour; aucun aliment ne pouvait être digéré, sa faiblesse était extrême. Traitée pendant six mois dans les hôpitaux de Paris, elle en est sortie pour ne pas mourir dans un hôpital : *guérison radicale en vingt-cinq jours.*

HYDROPISIE.

Madame Levert, rue Saint-Jacques 17, atteinte d'hydropisie du ventre depuis six mois, ayant fréquenté sans succès toutes les consultations des hôpitaux, *a été guérie en douze heures* par la médecine chimique.

ULCÈRE DE MATRICE.

Madame Sevestre, rue des Arcis 19, éprouvait depuis deux ans des coliques très vives, des maux de reins, des douleurs dans les cuisses, des flueurs blanches et des pertes de sang; traitée par les premiers chirurgiens de Paris, sa maladie a fait toujours des progrès. *Guérison radicale en trois semaines* par la médecine chimique.

Madame Guiton, rue St-Apolline 31, a été traitée pendant un an sans succès par le premier chirurgien de Paris, pour un ulcère de matrice; elle restait toujours couchée tant ses douleurs étaient vives. *Guérison radicale en vingt-cinq jours* par la médecine chimique.

SARCOCÈLE.

M. Delbrun, rue de Sèvres 86, était atteint depuis trois ans d'un engorgement du testicule gauche; il a suivi un traitement dans cinq hôpitaux, et partout on a fini par lui proposer l'opération. Enfin, décidé à le faire couper, il a voulu prendre mon dernier avis, et sur la proposition que je lui ai faite de nouveaux moyens curatifs, il s'est soumis à un traitement chimique *qui l'a guéri en trois semaines.*

DARTRES.

M. Devignon, rue de la Harpe 85, éprouvait depuis six mois des démangeaisons très vives aux parties et aux cuisses; il n'avait de repos ni nuit ni jour, une humeur fétide suintait de ces surfaces. Traité par sept médecins successifs, son mal faisait toujours des progrès. *Guérison radicale en six jours.*

M. Dupré, rue St-Louis 7, portait depuis dix-huit mois une dartre vive qui était répandue sur tout son corps. La nuit, les démangeaisons étaient tellement vives, qu'il était obligé de sortir de son lit et de courir dans ses appartements. Traité par deux médecins des hôpitaux et enfin par le baron Alibert pendant un an, il n'a trouvé du soulagement que dans la médecine chimique, qui l'a *radicalement guéri en six semaines.*

GONORRHÉE.

M. C. était atteint depuis deux ans d'un écoulement verdâtre qui tachait son linge et lui causait parfois des douleurs. Traité sans succès par dix médecins différents, il *a cédé en trois jours* à la médecine chimique.

SCROFULES.

M. Loiseau, rue St-Maur 5, était resté pendant un an à l'hôpital des Enfants pour des glandes au cou qui avaient formé six plaies fistuleuses et une grosseur qui retombait jusque sur l'épaule droite. *Guérison radicale en trois semaines.*

M. Forgeot, quai St-Michel 25, était atteint depuis deux mois d'un engorgement glandulaire de la grosseur du poing dans le creux de l'aisselle gauche. Deux fistules rendaient beaucoup d'humeur verdâtre. *Guérison radicale en huit jours.*

M. Maret, âgé de 8 ans, rue St-Denis 17, était depuis deux ans pâle et sans force, digestions très pénibles, difficulté extrême pour marcher; il saignait du nez plusieurs fois par jour, son sang était clair comme du jus de cerises, des glandes se sont développées au cou, aucun traitement ne l'avait soulagé; mais la médecine chimique, *au bout de trois jours*, a rendu son sang noir et épais, le saignement du nez a cessé aussitôt, ses digestions sont devenues faciles, des couleurs vives, de la gaîté et de la pétulance ont succédé à son premier état.

POITRINAIRES.

Mademoiselle Delphine, rue du Chantre 28, était affectée depuis six mois d'une toux continuelle, de sueurs continuelles pendant la nuit, d'oppression. Condamnée par plusieurs médecins, un jour qu'elle allait se promener au cimetière Mont-Parnasse, quelques personnes frappées de son état, disaient : *Quel malheur! elle vient pour y marquer sa place.* Traitée par la médecine chimique, elle a été *guérie radicalement en dix-huit jours.*

CANCER AU SEIN.

Madame Silvain, rue de Vanves 7, portait depuis un an une grosseur très douloureuse dans le sein gauche. Trois chirurgiens qui l'avaient traitée avaient décidé l'opération. Déjà le jour était fixé pour la pratiquer, lorsqu'elle est venue me consulter. Traitée par la medecine chimique, *guérison en dix-huit jours.*

ESQUINANCIE.

M. Divant, rue des Ormes 21, était atteint quatre ou cinq fois par an d'esquinancies qui le retenaient un mois au lit. Depuis deux ans qu'il a été traité par la médecine chimique, il n'a jamais eu mal *à la gorge.*

Je pourrais rapporter un bien plus grand nombre d'observations, mais la place me manque, je me réserve de remplir cette lacune dans un ouvrage plus complet. En attendant, je m'efforcerai de faire comprendre la supériorité de la médecine chimique sur toutes les autres médecines, qui consistent le plus souvent à épuiser les malades et à abréger leurs jours par des saignées et des sangsues, tandis que par la méthode chimique on décompose les liquides du corps, on détruit ce qu'il y a de mauvais et on laisse dans l'économie seulement ce qui lui est salutaire. Voilà pourquoi les malades qui ont été traités par la médecine chimique étant purifiés jusque dans la dernière goutte de leur sang, ne peuvent plus être malades, malgré l'habitude qu'ils avaient de faire quatre ou cinq maladies par an quand ils étaient traités par les autres médecines. La méthode chimique a l'avantage immense de pouvoir à volonté changer la couleur du sang (principe de la vie); ainsi il sera facile de rendre très noir le sang très clair, comme on pourra rendre très clair le sang très épais et noir. En changeant la composition du sang, on changera aussi le tempérament; ainsi les personnes lymphatiques, pâles, faibles et tristes, en passant à un tempérament sanguin, deviendront en quelques jours, fraîches, colorées, pétulantes et d'une gaîté charmante, ainsi que j'en citerai des exemples. Non seulement le physique, mais surtout le moral gagnera dans ce changement; le corps étant plus fort supportera plus facilement le travail, les idées se succéderont avec plus de rapidité et plus de lucidité, toutes les opérations de l'intelligence porteront le cachet de l'énergie; car le cerveau ne fonctionne jamais mieux que lorsqu'il est arrosé par un sang dégagé d'impuretés.

Nota. Je me charge de rectifier les adresses des personnes qui auront changé de domicile.

Imprimerie de J. DELACOUR, à Meudon, et à Vaugirard, rue de Sèvres, 94.

RECUEIL

DE

GUÉRISONS RADICALES

OBTENUES AUX

CONSULTATIONS GRATUITES

DE LA

MÉDECINE-CHIMIQUE,

contenant l'analyse du corps humain, du sang, et des eaux minérales; les moyens de conserver sa santé et de prolonger son existence;

Par le Docteur Rey de Jougla,

MEMBRE CORRESPONDANT DE PLUSIEURS SOCIÉTÉS SAVANTES, PROFESSEUR DES MALADIES DE LA PEAU, DARTRES, ULCÈRES, SCROFULES, ETC.; ANCIEN ÉLÈVE DES HÔPITAUX, ET DE L'ÉCOLE PRATIQUE DE LA FACULTÉ DE PARIS.

DEUXIÈME ÉDITION.

Prix : 2 Francs.

PARIS.

CHEZ L'AUTEUR, RUE DU BAC, 106.

1842

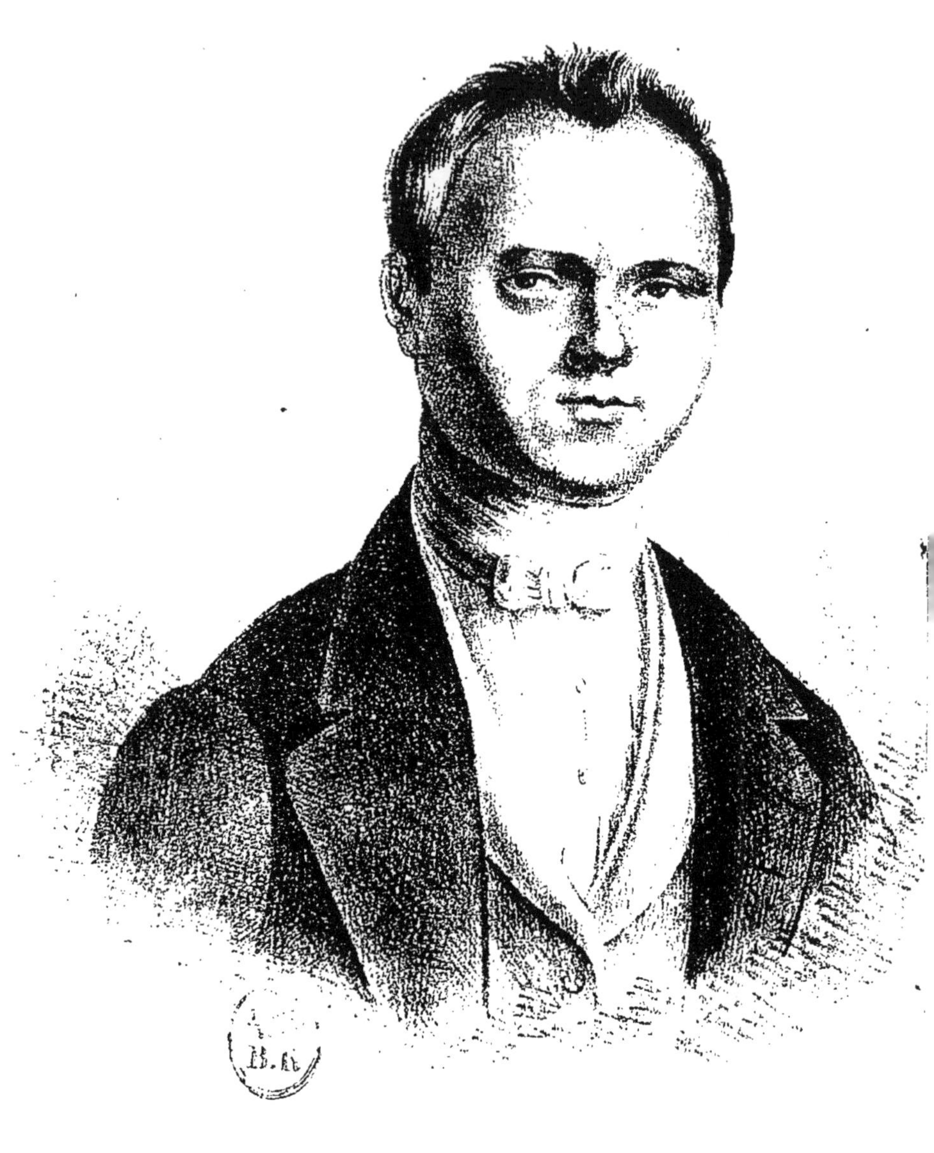

REY DE JOUGLA.

GUÉRISONS RADICALES

OBTENUES AUX

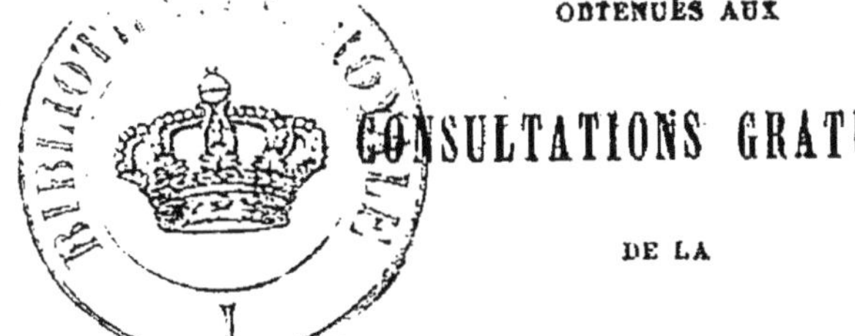

CONSULTATIONS GRATUITES

DE LA

MÉDECINE-CHIMIQUE,

contenant l'analyse du corps humain, du sang, et des eaux minérales; les moyens de conserver sa santé et de prolonger son existence.

Par le Docteur Rey de Jougla,

RUE DU BAC, 106.

A L'OEUVRE, ON RECONNAIT L'OUVRIER.

Les uns vantent leur mérite ou leurs futiles théories, les autres plus hardis s'érigent en censeurs atrabilaires de nos célébrités médicales pour atteindre une supériorité éphémère : quant à moi qui ne saurais approuver ni l'une ni l'autre de ces impérities, qui serais surtout désespéré de nuire à qui que ce soit de mes confrères, je ne ferai remarquer dans mon ouvrage ni de longues et ennuyeuses théories, ni d'acerbes et méprisables calomnies, je me bornerai à exposer des faits ou observations recueillies au lit du malade, suivis du nom et de l'adresse de chaque personne, afin que l'on ne puisse douter de leur authenticité. Je donnerai les détails les plus précis et les plus circonstanciés sur la durée de la maladie, sur le nombre des médecins qui auront échoué dans leur traitement, sans jamais citer le nom d'aucun d'eux, pas plus que des établissemens ou des hôpitaux où ils auraient pu recevoir des soins, malgré qu'ils soient inscrits sur mon registre particulier, mon idée fixe étant toujours de ne jamais nuire à personne tout en marchant vers le but que je me suis proposé d'apporter les guérisons les plus promptes aux maladies les plus invétérées. Car s'il est des personnes qui abusent de la crédulité publique, en préconisant des moyens curatifs sans actions et sans vertu, je veux prouver par le grand nombre d'observations authentiques que doit contenir ma brochure, qu'il peut se trouver au milieu de tous ces publicistes effrénés, un homme qui parle le langage de la vérité, avec cette naïveté et cette simplicité qui ne peut laisser le moindre doute sur l'exactitude de ce qu'il avance.

Cependant la Chimie, dans ses opérations, agit avec une promptitude telle, que plusieurs de ces guérisons instantanées qui paraissent incroyables n'en sont pas moins réelles; c'est pour donner une preuve de leur authenticité, que le plus grand nombre d'observations et de lettres de reconnaissance que je cite sont accompagnées du nom et de l'adresse de chaque personne guérie, ayant soin toutefois de ne nommer que les personnes qui m'y auront autorisé, ou que je présumerai ne pas devoir se formaliser de ce mode de publicité; chacun, par conséquent, pourra s'assurer, à son domicile, de la réalité de ce que j'avance, en y interrogeant les voisins, le concierge, le pharmacien ou l'herboriste voisin, et les divers médecins qui seront reconnus l'avoir traité pendant sa longue maladie. Je me dispenserai par des considérations particulières de faire connaître les personnes guéries de maladies secrètes ou de toute autre affection peu en harmonie avec les convenances de la société.

J'aurais pu citer un bien plus grand nombre de guérisons, mais les bornes resserrées de mon ouvrage m'en ont empêché, et ce but sera rempli dans un autre ouvrage très-étendu, où, donnant la théorie des opérations chimiques, chacun pourra se convaincre de la facilité de ces guérisons surprenantes, par la réorganisation du corps par la Chimie.

L'EXPÉRIENCE REND MAITRE.

Qui mieux que celui qui voit journellement des centaines de malades dans sa spécialité peut traiter plus sûrement ces sortes d'affections. Il résulte de là que, quoique élevés sur les mêmes bancs, le chirurgien fera mieux les opérations que le médecin, et qu'à son tour, ce dernier traitera mieux une maladie aiguë que le chirurgien quelque habile qu'il soit à amputer un membre. D'un autre côté, les médecins qui, après des études sérieuses, se borneront à consacrer leur pénible existence au soulagement de l'espèce humaine dans un petit cercle de maladies, telles que maladies chroniques, scrofuleuses, syphilitiques, cutanées ou dartreuses, devront voir tous les jours un très-grand nombre de maladies ayant rapport à leur spécialité, et devront, par conséquent, être appelés à les connaître et à les traiter mieux que ceux de leurs confrères qui, à peine deux ou trois fois par an, rencontrent par hazard une de ces affections dont ils n'ont qu'une connaissance superficielle. C'est là ce qui donne aux médecins spécialistes une supériorité incontestable et généralement reconnue dans le traitement des maladies qui ont rapport à leur spécialité. Aussi, les médecins consciencieux ne se formalisent-ils jamais, lorsque un de leurs cliens, atteint d'une affection étrangère à leur spécialité, se rend auprès d'un de ses confrères plus versé dans le traitement de ces sortes de maladies; bien plus, ils s'empressent eux-mêmes de le lui adresser ou de le lui conduire pour peu que l'affection soit rebelle.

Je n'ai qu'à me louer sous ce rapport de la bienveillance dont veulent bien m'honorer quelques-uns de mes confrères, en m'adressant ou en me conduisant ceux de leurs malades affectés de maladies chroniques réputées incurables; et je me fais un vrai plaisir de leur faire constater ces guérisons prétendues impossibles, car s'il est des médecins de mauvaise foi qui, par spéculation, taxent de charlatanisme toute annonce d'une découverte importante qui, cependant, resterait toujours ignorée, si pour la faire connaître on n'avait recours à quelque mode de publicité, il existe aussi des praticiens de sens et de bonne foi qui savent reconnaître que si un docteur en médecine, après des études sérieuses dans les hôpitaux de Paris, se livre à la spécialité des maladies chroniques, dont il voit plus de cent par jour depuis dix ans, doit être plus habitué à reconnaître et à traiter ces sortes de maladies que celui qui n'en voit que deux ou trois par an, et qu'il n'est pas douteux qu'il les guérisse plus sûrement et plus rapidement que tout autre médecin de Paris, s'il voit plus de ces maladies à lui seul que n'en voient tous les autres médecins ensemble.

MÉDECINE-CHIMIQUE.

La Médecine-chimique consiste dans l'application de la chimie à la médecine.

La chimie est une science qui a pour but de décomposer et de recomposer les corps de la nature, pour en faire connaître la composition intime.

Il n'y a dans la nature que quelques corps simples appelés élémens, tels que oxigène, hydrogène, soufre, fer, etc.; tous les autres sont composés de dix, quinze ou vingt substances différentes, telles que le blé, les fruits, le vin, les animaux, l'homme, etc.

La médecine s'aide de la chimie pour décomposer tous les organes du corps humain à l'état sain et à l'état malade, et comme les maladies ne proviennent que d'un défaut d'équilibre dans les élémens du corps, il en résulte que le médecin chimiste ayant appris à connaître, par les analyses chimiques, quel est l'élément qui est en plus et celui qui est en moins dans telle ou telle maladie, peut, en détruisant l'excès de l'un et en suppléant au défaut de l'autre, ramener l'équilibre dans la composition normale du corps, et par conséquent la santé.

Le corps humain est composé de quarante substances différentes, dont vingt pour les parties molles et les fluides du corps, telles que :

Fibrine, — albumine, — cruor, — gélatine, — osmazone, — matière grasse du sang, — matière grasse du cerveau, — matière jaune de la bile, — leucine, — soufre, — phosphore, — picromel, — urée, — aposépedine, — acide urique, — acide pyro-urique, — acide cyaneux, — acide cyanique, — acide hydrocianique, — acide hydrocyanique ferruré.

Vingt substances différentes entrent dans la composition des matières salines et terreuses des diverses parties du corps humain, telles que :

Phosphate de chaux, — phosphate de magnésie, — phosphate de soude, — phosphate d'ammoniaque, — sulfate de potasse, — sulfate de soude, — sous-carbonate de soude, — sous-carbonate de potasse, — sous-carbonate de chaux, — sous-carbonate de magnésie, — hydrochlorate de potasse, — hydrochlorate de soude, — acétate de potasse, — benzoate de soude, — benzoate de potasse, — oxalate de chaux, — urate d'ammoniaque, — silice, — oxide de fer, — oxide de magnésie.

Tous les corps animés de la nature font des perditions continuelles qui doivent être aussitôt remplacées par les principes nutritifs des alimens dont ils font usage; mais l'homme, à cause de sa composition très-compliquée, doit avoir une nourriture réglée et très-variée pour subvenir à ses déperditions, car s'il ne se nourrissait que :

1° De pain, qui se compose de fécule, de gluten, d'albumine, de sucre et d'hydrochlorate de soude;

2° De végétaux, qui sont formés d'eau, de sucre, d'acide acétique, d'huile empyreumatique, d'oxigène, d'hydrogène, d'azote, de carbone;

3° Et d'eau, qui est composée d'oxigène, d'hydrogène, de sulfate de chaux, de magnésie, d'hydrochlorate de soude et de chaux, de carbonate de chaux,

Son corps se trouvant privé des principes les plus substantiels, tels que fibrine, gélatine, osmazone, etc., qui ne sont contenues que dans les viandes, il en résulte qu'il tomberait dans un état de marasme comme celui observé sur une jeune fille qui, par suite des privations que la misère lui avaient imposées, était réduite à une pâleur tirant sur le jaune-verdâtre; ses yeux d'un blanc-bleuâtre étaient cernés, ses lèvres étaient livides, la figure bouffie et hébétée, les jambes enflées; douleurs de tête presque continuelles, mélancolie, faiblesse, insomnie, palpitations et pertes de connaissance, intelligence obtuse, grande difficulté d'articuler les sons, surdité par intervalles.

Mille grammes de son sang ont donnée par l'analyse chimique la composition suivante :

Cruor, 87 grammes 41 centig.; — fibrine, 2 gr. 30 cent.; — fer, 1 gr.; — sérum, 70 gr. 1 cent.; — eau, 824 gr. 38 cent.; — hydrochlorate de soude, 3 gr. 38 cent.; — hydrochlorate de potasse, 2 gr. 62 cent.; — lactate de soude, 2 gr. 62 cent.; phosphate de soude, 3 gr. 10 cent.; — soude carbonatée, 3 gr. 15 cent.

Mais si, au lieu de se nourrir de végétaux, l'homme se nourrit uniquement de viande, qui est formée de fibrine, d'albumine, de gélatine, d'osmazone, d'hydrochlorate de soude, d'hydrochlorate d'ammoniaque, d'hydrochlorate de potasse, de phosphate de soude, de phosphate d'ammoniaque, de phosphate de chaux, d'oxide de fer, de sulfate de chaux, de sulfate de potasse et d'un acide libre,

Par l'absorption de tous ces principes très-nutritifs, le sang acquerra bientôt une richesse de composition qui, si elle ne vient à être corrigée par la chimie ou par un régime végétal, ne pourra manquer de conduire à une grave maladie, et probablement à une pneumonie (fluxion de poitrine), qui est la maladie qui comporte la plus grande richesse du sang ; ainsi que le prouve l'analyse suivante obtenue avec mille grammes de sang d'un malade atteint de pneumonie :

Cruor, 170 grammes 31 centig.; — sérum, 100 gr. 22 cent.; — fibrine, 10 gr. 40 cent.; — fer, 8 gr. 91 cent.; — eau, 690 gr. 16 cent.; — hydrochlorate de potasse, 3 gr.; — hydrochlorate de soude, 4 gr. 32 cent.; — sulfate de magnésie 3 gr. 20 cent.; — phosphate de soude, 3 gr.; — phosphate de chaux, 1 gr. 80 cent.; — lactate de soude, 3 gr. 38 cent.; soude carbonatée, 1 gr. 30 cent.

Dans la première analyse le sang n'est formé presque que d'eau, tandis que dans la seconde on voit tripler en quantité les principes les plus nutritifs des alimens et qui donnent le plus de force au corps, tels que le cruor, la fibrine, le sérum, le fer, etc.

C'est donc en maintenant le sang dans une composition moyenne entre ces deux extrêmes, que l'on parviendra à éluder toute espèce de maladie. Mais ce n'est pas seulement par le régime que l'on peut y arriver, car la vieillesse et les maladies chroniques rendent pénibles et difficiles les digestions, l'élaboration des alimens et l'absorption de leurs principes nutritifs, et quelque substantielle que soit dans ces cas l'alimentation du moment, où les vaisseaux absorbans n'ont plus la force de s'emparer que de l'eau et des principes les plus légers des alimens, comme cela arrive lorsque ces alimens sont rendus en nature par les selles, le sang s'appauvrit comme par le défaut d'alimentation, tous les organes du corps étant mal nourris par un sang dépourvu des principes nutritifs nécessaires à leur entretien s'affaiblissent et se dégradent. J'aurais pu rapporter ici l'analyse de chaque organe en particulier, tel que le cerveau, les poumons, le cœur, les intestins, etc., tant à l'état sain qu'à l'état malade, et faisant connaître ainsi les élémens qui sont en disproportion dans l'un et dans l'autre cas, j'aurais pu démontrer qu'en les neutralisant au sein de l'organe malade, je pouvais en opérer la guérison immédiate.

Mais du moment où le corps humain est composé presque entièrement de minéraux, les personnes affectées de maladies chroniques ne devront pas se formaliser qu'on leur fasse ingérer des substances minérales pour remplacer celles qui manquent dans leurs organes détériorés. C'est même là une grande précaution que devraient prendre les personnes mafades dont le sang se convertit en eau pour produire des hydropisies partielles ou générales même à l'âge de quinze ou vingt ans et les personnes en bonne santé arrivant à l'âge de quarante ans, car c'est à cet âge que le sang commence à se charger d'eau pour se liquéfier toujours de plus en plus au point de ne paraître plus que de l'eau rougie lorsqu'on arrive vers un âge avancé; mais s'il est vrai de dire qu'à tous les âges de la vie la force du corps va de pair avec la richesse du sang, pourquoi ne profiterait-on pas des avantages incontestables que nous donnent les préparations chimiques de changer les constitutions des personnes qui, de pâles, faibles et mélancoliques, deviennent enjouées, fortes, fraîches et colorées, et qui de trop plétoriques, trop bouffies, trop colorées peuvent être rendues maigres, pâles, et très-alertes, et les parens eux-mêmes ne s'exposent-ils pas à encourir les reproches de leurs enfans difformes pour n'avoir pas cherché à les ramener à une bonne constitution, lorsqu'ils tendaient à en acquérir une mauvaise : car la chimie, loin d'user les organes qui entretiennent la vie, les rétablit, les fortifie, les réorganise, les remet à neuf, et au lieu de pâlir, de maigrir, et de s'affaiblir comme dans les traitemens, on n'a pas plutôt fait usage de chimie pendant quelques jours qu'aussitôt on devient plus fort, gras, frais et coloré, et chacun s'empresse de vous dire que vous paraissez rajeuni de dix ans, ainsi qu'on en trouvera des exemples fréquens dans les observations contenues dans ce livre, et ce dont on peut aisément se convaincre en se rendant journellement à mon domicile, auprès de mes nombreux consultans, qu'il est facile d'interroger sur l'amélioration rapide qu'ils ont éprouvé, tant au physique qu'au moral, en suivant le traitement chimique pour combattre des affections très-anciennes qui avaient ruiné leurs forces et affaibli leurs facultés intellectuelles.

Au lieu d'aller puiser au loin dans les sources minérales ou thermales les minéraux en dissolution dans ces eaux pour remplacer les déperditions faites dans le corps par l'âge ou par de longues maladies n'est-il pas plus simple de confectionner à Paris ces mêmes solutions aqueuses minérales avec lesquelles le malade ne craint pas de se droguer plutôt que de l'exposer à périr en route pour aller chercher bien loin ce que l'on peut lui procurer sans dérangement. Puisque la chimie nous a appris à connaître la composition intime de toutes ces eaux ainsi que le prouve le tableau suivant qui nous fait connaître le principe actif et le degré de température de chaque eau minérale ou thermale en particulier.

EAUX NATURELLES, MINÉRALES, FROIDES &

SULFUREUSES.			FERRUGINEUSES.			ALCALINES, GAZEUSES.			SALINES.		
NOMS des EAUX.	DEGRÉS	PRINCIPES actifs DES EAUX.	NOMS des EAUX.	DEGRÉS	PRINCIPES actifs DES EAUX.	NOMS des EAUX.	DEGRÉS	PRINCIPES actifs DES EAUX.	NOMS des EAUX.	DEGRÉS	PRINCIPES actifs DES EAUX.
ix la Chapell	58	acide carboniq. — hydrosulfur.	Bussang.. . .	14	acide carboniq. sulfate de fer.	Bourbone. . .	40	acide carboniq. chlorur sodium	Audignac. . .	22	acide carboniq. chlor. sodium.
ix en Savoie.	45	— hydrosulfur.	Craussac. . .	fr.	— de fer. —de magnésie.	Bourbon Chât	60	bi-carb. soude. acide carboniq.	Bade(gd duché	48	—et de colcium — de sodium.
aden Autrich	34	idem.	Coutrexeville	14	acide carboniq. sulfate de fer.	Carlsbad . . .	62	bi-carbonique.	Bagnères Big.	35	Sulf. magnésie.
agnère Luch	62	sulfur. de soude	Forges. . . .	15	acide carboniq. carbonat. de fer	Châteauneuf.	30	idem.	Balaruc. . . .	47	acide carboniq. chlor. sodium.
agnols. . . .	45	acide hydrosulf	Mont-d'Or. . .	43	acide carboniq. Oxide de fer.	Châteldon. . .	fr.	acide carboniq. carb. magnésie	Chaudes-Aig.	88	acide carboniq. chlor. sodium.
arèges. . . .	45	sulfur. de soude	Passy.	15	sulfat. de chaux — de fer.	Néris	50	idem.	Epsom	fr.	sulf. magnésie.
onnes. . . .	35	idem.	Provins. . . .	15	acide carboniq. carbonat. de fer	Plombières. .	70	carbon. soude.	Sedlitz. . . .	15	Carbon. chaux. sulf. magnésie.
auterets. . .	51	idem.	Pyrmont. . .	16	idem.	Pougues. . . .	fr.	acide carboniq. carbon. chaux.			
nghien . . .	15	idem.	Rennes. . . .	15	idem.	St-Nectaire. .	35	acide carboniq. carb. magnésie			
reoulx. . . .	35	hydros. chaux.	Spa.	10	acide carboniq. oxide de fer.	Ste-Marie. . .	fr.	acide carboniq. bi-carb. soude.			
eamington .	36	acide hydrosulf				Seltz.	fr.	acide carboniq. chlorur. soude.			
aples. . . .	52	— carbonique. — hydrosulfur.				Vals.	fr.	acide carboniq. bi-carb. soude.			
t-Sauveur. .	55	sulfur. de soude				Vichi.	38	idem.			

Ainsi on peut se convaincre par le tableau précédent que chacune de ces eaux contient un principe actif particulier à base de carbone, ou de souffre, ou de soude, ou de magnésie, ou de chaux, ou de fer, ou de potasse : ce sont là précisément presque toutes les substances minérales qui entrent dans la composition du corps et lorsque le hasard veut qu'un malade se rende à une source qui contient le principe minéral qui manque dans son corps, il guérit très-rapidement; mais, si au lieu d'un minéral, le corps, après de longues souffrances, se trouve privé de deux ou trois principes constituans, il faudra que le hasard le favorise deux ou trois fois pour le faire rendre aux sources qui lui conviennent pour saturer le corps des principes qui lui manquent.

Tandis que par les potions chimiques, que l'on peut varier à volonté, on peut saturer le corps de tous les principes qui lui sont nécessaires et lui accorder une guérison presque immédiate. De quelle manière que le malade guérisse, soit par hasard, comme par les eaux minérales, soit par théorie secondée de la pratique, comme par les préparations chimiques habilement administrées, c'est toujours en opérant la décomposition et la recomposition des fluides altérés du corps humain que l'on apporte une guérison prompte et radicale aux maladies les plus invétérées qui avaient résisté aux divers traitemens des différens systèmes en médecine, qui tous ont pour but de chercher à guérir les maladies chroniques par les moyens que l'on emploie pour guérir les maladies aiguës. Cependant il ne faut pas se le dissimuler, le traitement des unes ne peut pas être celui des autres; car dans un cas il faut faire subir des déperditions à l'économie, tandis que dans l'autre il faut restaurer les organes détériorés. En effet, si dans la maladie aiguë il y a excès d'élémens constituans, dans la maladie chronique il y a défaut d'équilibre dans les divers élémens de l'organe malade. D'un côté, de promptes déperditions sont nécessaires; de là l'avantage immense des évacuations sanguines, alvines et sudorifiques, qui détruisent cet excès de vitalité pour ramener l'équilibre dans le corps; mais d'un autre côté, l'organe qui souffre, depuis longues années, n'ayant pu facilement s'assimiler les principes nutritifs des alimens, et par conséquent les élémens qui doivent le plus subvenir à ses déperditions continuelles, se trouvera à la longue entièrement réduit à quelques principes immédiats, les plus faciles à élaborer, tandis que ceux qui devaient le plus contribuer à sa force, échapperont aux analyses les plus minutieuses.

Si on vient alors à faire subir des déperditions à cet organe, qui a déjà tant perdu, on ne peut manquer de le débiliter entièrement. Aussi n'est-il pas rare de voir des malades atteints d'affections chroniques qui, ne se livrant à aucun traitement suivi, peuvent fournir une carrière assez longue, malgré leur maladie ; tandis que ceux qui s'abandonnent à un traitement, de fréquentes déperditions ne tardent pas à y succomber.

C'est ce qui fait dire souvent à quelques praticiens expérimentés et consciencieux qu'une maladie chronique *est un ennemi avec lequel il faut vivre* : opinion qui ne laisserait pas que de faire croire à l'impuissance de la médecine en pareil cas.

Mais, puisque ce genre de maladies est un écueil contre lequel sont venus se briser tous les systèmes de médecine, n'était-il pas naturel de chercher le moyen de remédier à ce fléau destructeur de l'espèce humaine? Qui mieux que la chimie pouvait nous amener à cette importante découverte, en nous apprenant à connaître la composition intime de l'organe sain et de l'organe malade, et en nous facilitant les moyens d'apporter, au sein de cet organe, l'élément réparateur qui, en détruisant le germe de la maladie, doit y cimenter la guérison?

Depuis long-temps, cette science nous avait appris à connaître l'altération élémentaire des différentes affections morbides. Il suffit donc aujourd'hui de comparer l'analyse de l'organe sain avec celle de l'organe malade pour s'assurer des élémens qui y sont en disproportion dans l'un ou l'autre cas. Dès-lors, en soumettant aux voies d'absorption les élémens nécessaires à la reconstitution de l'organe malade, on neutralisera le principe morbide comme on neutralise en quelques instans, l'ivresse par l'ammoniaque, et les acidités de l'estomac par le bi-carbonate de soude.

Ainsi que le prouvent les observations suivantes, dont je puis garantir l'exactitude, et dont chacun peut se convaincre en se rendant à l'adresse qui les précède.

AVIS ESSENTIEL.

Malgré qu'il ait plu à quelques détracteurs d'avancer que la Médecine-chimique est la même que la médecine ordinaire, et que toutes les médecines sont formulées sur la chimie; je ne craindrai pas d'établir ici que la Médecine-chimique diffère essentiellement de toutes les autres médecines, et qu'il suffit de comparer une ordonnance de Médecine-chimique avec une ordonnance de tout autre système de médecine pour en saisir aussitôt la différence. Ces dernières ne contiendront que des formules simples, toujours les mêmes pour toutes les phases de la maladie, tandis que celles de la Médecine-chimique seront remplies de formules toutes diverses et de combinaisons très-variées, ne s'écartant jamais de la chimie, mais changeant entièrement tous les six ou huit jours pour s'adapter aux variations de la maladie.

Ce traitement par la chimie étant réduit à sa plus grande simplicité, peut être suivi très-exactement par les malades sans jamais les déranger de leurs occupations, sans jamais leur causer ni coliques, ni fièvre, ni faiblesse; il consiste le plus souvent à prendre chaque jour deux ou trois cuillerées de potions chimiques qui varient à l'infini, suivant les variétés des maladies et des constitutions des malades. L'amélioration que doivent en éprouver les affections les plus invétérées ne se fait pas long-temps attendre, car il arrive souvent, ainsi que le prouvent les observations suivantes, que des maladies de vingt ans guérissent en huit jours; mais si la guérison n'arrive pas dans cette huitaine, on remarque au moins un soulagement voisin de la guérison. Mais pour les maladies chroniques, il ne suffit pas de les guérir, il faut encore, pour éviter leur récidive, consolider leur guérison en suivant le traitement chimique pendant quinze jours, après la disparition totale des indices de l'affection. Les potions chimiques doivent être suspendues au moment des époques chez les dames, et lorsque un rhume ou une courbature amène la fièvre chez quelques malades; mais on peut continuer, dans tous les cas, les tisanes, les frictions sur les parties douloureuses, et le régime pour lesquels il faut être très-exact à suivre les prescriptions en tous points, si on veut être guéri promptement. Cependant, pour peu que le rhume soit intense, on doit remplacer les sirops rafraîchissans ordinaires par du sirop de guimauve.

CHAPITRE Ier.

CÉPHALALGIE,

OU MAUX DE TÊTE, OU MIGRAINE.

Le principal caractère de maladie exprimé par ces mots, est une douleur gravative, lancinante, s'étendant le plus ordinairement d'une tempe à l'autre, ou n'occupant qu'un seul côté du front; les paupières se ferment involontairement; le bruit, la lumière, les odeurs concourent souvent à augmenter la souffrance du malade, qui éprouve aussi quelquefois des bâillemens, des nausées, etc.

Madame Dabos, âgée de soixante ans, demeurant à la mairie de Belleville, éprouvait, depuis vingt ans, des douleurs de tête continuelles, mais qui étaient marquées de temps en temps par des crises si violentes, qu'elles lui jetaient le désespoir dans le cœur, et dès-lors toutes les fonctions organiques étaient entravées, tout le corps était dans un état d'irritabilité difficile à décrire; l'appétit était nul, les digestions très-pénibles, suivies de gonflement de ventre et de constipation, la tête était tellement sensible qu'elle ne pouvait parfois être appuyée sur l'oreiller : c'est en vain que onze médecins différens ont essayé de détruire cet état morbide, nul n'a pu apporter qu'un soulagement momentané et éphémère; il était réservé à la chimie de joindre cette nouvelle cure au grand nombre de guérisons qu'elle compte dans des cas de maladies si souvent réputées incurables; car madame Dabos s'est sentie si soulagée dès les premiers jours de traitement, qu'elle n'a plus douté de la possibilité de sa guérison, qui effectivement est arrivée après six semaines de traitement. *Depuis un an, sa santé a été toujours parfaite.*

Madame Rey, âgée de 33 ans, rue Plumet, 8, éprouvait, depuis neuf ans, des douleurs de tête tellement violentes que tous ses nerfs en étaient irrités, au point qu'elle ne pouvait rester en place; toutes les positions lui étaient insupportables, et elle courait en désespérée dans son appartement : divers traitemens avaient été mis en usage, mais toujours sans résultat, rarement ils avaient apporté un soulagement momentané et éphémère; mais nous ayant fait appeler pour lui donner des soins, un jour qu'elle était en proie a une violente crise, nous nous empressâmes de la soumettre à un traitement chimique, qui arrêta aussitôt la marche progressive de cet accès si douloureux, et enleva en deux jours la totalité des douleurs de tête qui, combattues par un traitement consécutif de quinze jours, n'ont plus donné signe de récidive depuis deux ans.

Madame Balzac, âgée de 30 ans, demeurant rue du Faubourg-Saint-Martin, 236, éprouvait, depuis huit mois, des maux de tête insupportables; ses paupières se fermaient involontairement, elle ne pouvait prendre aucun repos la nuit, quelques mois plus tard, elle éprouva des attaques souvent brusques et la perte du sentiment; un gonflement successif du ventre, depuis six mois, des crises qui duraient trois ou quatre heures par jour, l'agitaient au point qu'elle paraissait folle, et qu'aussitôt qu'elle prenait n'importe quelle boisson ou aliment, elle le rendait immédiatement. Après avoir consulté plusieurs médecins, elle crut mieux faire d'aller passer un mois à l'hôpital, où on ne pouvait la guérir, lui dit-on, sans la trépaner; se refusant de tout le peu de force qui lui restait de s'y soumettre, elle en sortit, et nous fit consulter par son mari, nous priant de compâtir à sa position; après douze jours, nous obtînmes de notre traitement, la conviction de l'espoir que nous avions donné à la malade, car les crises furieuses s'étaient passées le troisième jour; elle put alors se rendre à notre consultation, où une seconde ordonnance pour huit jours a suffi pour la guérir radicalement, et lui éviter les douleurs atroces de l'opération du trépan.

Mademoiselle Christian, âgée de 22 ans, rue Babile, 6, était dans un état continuel de maladie, depuis trois ans qu'elle éprouvait des douleurs de tête lancinantes, qui s'étendaient le plus ordinairement d'une tempe à l'autre; lorsque ces douleurs se faisaient sentir dans toute leur gravité, elle fermait les yeux involontairement; la moindre lumière exaspérait la douleur de la malade, qui souvent éprouvait des bâillemens, des nausées, un gonflement dans la poitrine; alors des eaux lui venaient souvent à la bouche, qu'elle avait amère et pâteuse; quelquefois des coliques se faisaient sentir, il survenait une constipation qui devenait opiniâtre; lorsque ces symptômes paraissaient avec toute leur intensité, la malade était dans une position alarmante, les fonctions du cerveau étaient dans un état d'atonie complète. Cette demoiselle, qui suivit les conseils de quatre médecins, n'ayant pas trouvé dans l'usage de leurs traitemens, auxquels elle s'était soumise, de changement dans sa maladie, vint nous demander de vouloir bien adoucir ses souffrances, s'il n'était pas possible de les guérir. Traitée par la méthode chimique, sa maladie disparut sous l'influence de notre traitement, en vingt-huit jours. Deux ans après, sa guérison s'était si bien soutenue, qu'elle n'avait jamais eu mal à la tête depuis qu'elle avait terminé son traitement.

Madame Cramalet, rue de la Verrerie, 35, avait des douleurs de tête les plus vives, par suite de coups qu'elle avait reçus; elle avait continuellement un malaise général accompagné de frissons, puis l'accroissement de la chaleur qui lui montait à la tête et en augmentait la douleur, qui devenait lancinante et lui causait une agitation extrême; le sommeil était interrompu par des rêves effrayans; enfin, toutes ses facultés intellectuelles éprouvaient un désordre : à ces souffrances se joignaient celles d'un dérangement général dans les voies digestives qui, chaque jour faisait de nouveaux progrès; ainsi la respiration était gênée; des vents acides, des nausées, quelquefois des vomissemens survenaient et les forces de la malade diminuaient sensiblement; elle reçut conseils et soins de vingt médecins, et malgré cette variété de secours, elle n'obtint que peu de soulagement à ses maux: encouragée par nos cures, madame Chamalet vint nous donner sa confiance; le traitement par la chimie l'a tirée de cet état de maladie, bien promptement, puisque dix-huit jours ont suffi pour mettre un terme à ses souffrances et amener une guérison radicale, qui depuis deux ans ne lui a plus laissé apercevoir d'indice de son ancienne affection.

Madame Roger, rue Saint-Honoré, 278, vint réclamer notre assistance pour des tremblemens nerveux de tous ses membres, parfois même de la tête, qu'elle nous dit éprouver depuis quatre ans. D'après les renseignemens que la malade nous a fournis sur sa position, et après mûr examen, nous reconnûmes chez elle un état languissant des digestions, qui nous parut très-ancien; la malade digérait fort difficilement, même des alimens légers; elle éprouvait des gonflemens d'estomac et de ventre, dus à la présence des vents et acidités, qu'elle avait peine à rendre; elle avait une constipation opiniâtre; elle était irritable, impatiente; sa maladie nerveuse augmentait avec le temps; il lui était impossible de rien tenir dans les mains, tant le tremblement était considérable; elle nous avoua qu'elle avait été traitée par cinq médecins qui lui donnèrent peu d'espoir de guérir, après les médicamens qu'elle avait employés, on ne pourrait lui apporter qu'un soulagement momentané; se soumettant de bonne grâce à faire tout pour guérir, nous prîmes part à son pénible état ; avec de la persévérance il est vrai, après sept mois de traitement par la chimie, elle reconnut l'efficacité de notre méthode, puisqu'elle en obtint alors sa guérison, sur laquelle elle avait peu compté d'abord, et qu'elle la voyait arriver chaque jour par l'amélioration qu'elle obtenait de son traitement.

M. Lavoignat, rue du Faubourg-Saint-Denis, 150, âgé de 74 ans, avait, depuis deux ans, des maux de tête qui étaient devenus tellement violens, que le moindre contact, même de son oreiller, lui faisait pousser des hauts cris. En vain il avait usé de tous les moyens connus, lorsque, traité par la Médecine-chimique, il fut guéri en dix jours. *Depuis onze mois qu'il est guéri, il n'a pas eu de récidive.*

Mlle C., sœur de la charité à la Salpetrière, âgée de 38 ans, éprouvait, depuis vingt et un an, des douleurs de tête qui la rendaient folle par intervalles, pendant deux ou trois mois. Vingt fois on l'avait échappée au suicide. Elle avait suivi, sans succès, le traitement des plus grands médecins, depuis Pinel jusqu'à nos jours, lorsqu'elle s'est présentée aux Consultations de la Médecine-chimique, où je lui ai dit aussitôt: « Vous avez un lait dans la tête, je vais le faire partir, et vous serez guérie. » Le lendemain, elle prit la potion et rendit trois litres de lait. « Je suis devinée, dit-elle, il y a vingt et un ans, je suis accouchée en effet d'un enfant dont personne n'a eu connaissance. » Dès ce moment, ses maux de tête ont cessé, et elle a compris qu'on pouvait rire et qu'on pouvait voir rire les autres, deux choses auparavant insupportables pour elle. Quelques jours après, sa figure avait tellement repris, que chacun la disait rajeunie de dix ans.

Monsieur,

Personne ne savait à Paris que j'avais eu un enfant il y a 15 ans; mais vous m'avez devinée, en me disant que c'était un lait qui était fixé dans ma tête et qui me causait depuis six mois ces douleurs si vives qui ne me laissaient de repos ni nuit ni jour, et que les médecins les plus célèbres n'ont pu diminuer un instant. J'ai rendu pendant huit jours du lait caillé, par le traitement que vous m'avez fait suivre, et mes maux de tête sont entièrement dissipés.

Adèle, rue de Babylone, 24.

CHAPITRE II.

MALADIES DES YEUX.

DE L'OPHTALMIE CHRONIQUE, DE LA CATARACTE, DES TAIES, DE LA FISTULE LACRIMALE, DE L'AMAUROSE.

Quelle que soit la manière dont cette maladie ait pris naissance, avec ou sans cause, on la voit de temps en temps disparaître et s'exaspérer : elle n'occasione le plus ordinairement que des douleurs sourdes; la plupart du temps on n'aperçoit de rougeur qu'aux bords des paupières; leur bord libre offre quelquefois du gonflement; l'œil supporte assez bien la lumière, pourvu cependant qu'on ne l'y laisse pas exposé trop long-temps; les larmes sont plus abondantes qu'à l'ordinaire. Il est rare que cette maladie ait une longue durée sans altérer la transparence du miroir de l'œil, produire des taies, des ulcérations plus ou moins profondes.

Madame Letellier, âgée de 55 ans, au Gros-Caillou, rue de la Comète, 14, s'apercevait que ses yeux, toujours larmoyans, et surtout le matin, perdaient journellement de leur force, au point que lorsqu'elle est venue nous consulter, elle voyait à peine à se conduire, et qu'il lui était impossible, même à l'aide de lunettes, de lire, de coudre ou d'enfiler une aiguille : désespérée de voir son avenir perdu, et découragée de n'avoir pu trouver de soulagemens dans une dizaine de traitemens successifs qu'elle avait suivis, elle s'est décidée à se faire conduire aux Consultations de la Médecine-chimique, où la réorganisation de ses yeux s'est effectuée si rapidement par la prescription qui lui a été faite, qu'en six jours de traitement, elle a pu lire et coudre très-minutieusement sans lunettes. *Depuis quatre ans qu'elle est guérie, elle n'a cessé de voir de même.*

M. Soulasol, professeur d'écriture, âgé de 40 ans, rue Montorgueil, 27, était désolé de sentir sa vue s'affaiblir de jour en jour, au point qu'il ne pouvait plus ni lire ni écrire sans lunettes, et éprouvait une grande difficulté à soigner son écriture avec tous les détails minutieux qu'il avait coutume d'y apporter. Après avoir essayé de divers moyens pour ramener la vue à son état primitif, n'ayant pu parvenir à arrêter cette faiblesse progressive, il s'est décidé à se rendre aux Consultations de la Médecine-chimique, où, en huit jours, sa vue a été rétablie, au point de pouvoir, sans lunettes, lire et tracer les caractères les plus fins de l'écriture. *Depuis trois ans et demi que sa guérison est obtenue, sa vue s'est soutenue toujours la même.*

Madame Vissaux, rue Thévenot, 1, âgée de 50 ans, portait, depuis trois ans, à l'angle interne de l'œil droit, une *tumeur lacrymale* de la grosseur d'une petite noisette, qui était molle, sans douleur ni couleur; lorsqu'on la pressait avec le doigt, il s'écoulait aussitôt dans l'œil droit une humeur verdâtre, et la tumeur étant vidée n'était presque plus apparente, mais elle ne tardait pas à se remplir de nouveau et à reprendre son volume ordinaire; l'œil du même côté pleurait sans cesse et la joue était irritée et rougie par la présence de ce même écoulement; elle avait essayé vainement, et avec la plus grande assiduité, de plusieurs traitemens, qui tous ont été infructueux; partout on finissait par lui proposer l'opération, comme seul moyen de guérison; mais s'étant livrée au traitement par la chimie, elle a été guérie sans opération et sans douleur en six semaines. *Depuis trois ans qu'elle a cessé tout traitement, son affection n'a plus eu la moindre apparence de récidive.*

Mademoiselle Tilly, rue de Sèvres, 126, âgée de 4 ans, fut amenée à notre Consultation; elle était atteinte, depuis six mois, d'une ophtalmie chronique, à la suite de laquelle était venue une taie qui lui couvrait tout l'œil droit et l'empêchait de rien distinguer de cet œil qui, du reste, était très-sensible à la clarté du jour, du feu ou des chandelles allumées; malgré les traitemens divers qu'elle avait suivis très-exactement, elle n'avait éprouvé aucun soulagement: nous l'avons soumise au traitement par la chimie, qui en cinq semaines a fait disparaître la taie et la grande sensibilité à la lumière; elle a pu distinguer tous les objets qui lui ont été présentés. *Depuis cinq ans qu'elle est guérie, elle n'a cessé de voir très-bien à lire et à coudre.*

Madame F......, femme de chambre chez Mad. la marquise de la Baume, rue de Courcelles, 22, avait une cataracte; depuis dix-huit mois elle ne pouvait rien distinguer de l'œil droit, sur lequel elle était située, malgré les soins des premiers oculistes et chirurgiens de Paris, chaque jour amenait la perte d'un œil, dans le centre duquel on voyait une large plaque grisâtre, obstruant tout le diamètre de la pupille; l'œil gauche présentait au centre de la pupille, une opacité en forme d'étoile, qui ne permettait la perception que de quelques rayons lumineux causant une vive sensibilité. Elle se confia à nos soins, et, par notre traitement, *elle obtint sa guérison parfaite en quatre mois.*

Madame Baud, propriétaire, âgée de 35 ans, rue Thévenot, 1, éprouvait depuis six ans, des chaleurs, des cuissons, des rougeurs passagères dans les yeux, qui étaient souvent larmoyans et très-sensibles à la lumière; après avoir mis en usage les prescriptions de divers oculistes et remèdes vulgaires qu'on lui avait indiqué, au lieu d'en retirer un bien être, il en résulta qu'elle ne voyait plus qu'à travers mille nuages détachés, qui semblaient se mouvoir en tous sens; le matin, en se réveillant, les paupières étaient collées l'une à l'autre et ne pouvaient se séparer qu'après avoir été bassinées long-temps avec de l'eau tiède; on lui parla de notre méthode, elle suivit notre traitement pendant vingt-quatre jours, après lesquels sa vue fut parfaitement rétablie. *Depuis trois ans qu'elle est guérie, elle n'a cessé d'avoir les yeux dans un état parfait de santé.*

Mademoiselle ***, rue Neuve-du-Luxembourg, 8, âgée de 5 ans, était atteinte d'une opthalmie scrofuleuse qui l'empêchait de s'exposer à la clarté du jour; elle avait constamment, depuis le début de sa maladie qui était originaire, les yeux couverts chacun d'une taie blanchâtre, qui était remplie d'une humeur séreuse; tous les matins les paupières avaient une peine infinie à se séparer l'une de l'autre; la douleur était vive par intervalles, et la sensibilité au moindre rayon de lumière était constante, au point que lorsqu'elle n'avait pas un bandeau près des yeux, elle tenait toujours la tête baissée et y portait toujours les mains pour ne pas voir la lumière. En deux mois de notre traitement, la petite malade avait les yeux aussi sains que si elle n'y avait jamais eu mal; elle eût été guérie plus tôt, mais son indocilité fut cause du retard apporté dans sa *guérison* qui, du reste, s'est parfaitement soutenue depuis trois ans.

M. David, rue du Four, , fut pris tout-à-coup de douleurs vives dans les yeux, qui augmentaient encore par l'action de la lumière; il éprouva une augmentation considérable de la sécrétion des larmes : ces symptômes diminuèrent et laissèrent après eux un gonflement des paupières avec une ulcération d'où s'écoulait une humeur laiteuse, blanchâtre et épaisse; lorsqu'on cherchait à les écarter, quoique deux médecins, qui traitaient ce malade, aient pronostiqué qu'il perdrait la vue, nous avons eu la satisfaction de voir que cette prédiction était fausse, puisqu'après six jours seulement de notre traitement par la chimie, le malade avait atteint sa *guérison*, et n'a plus eu *mal aux yeux depuis deux ans et demi.*

M. Blavet, rue du faubourg Saint-Martin, 258, âgé de 19 ans, d'une constitution lymphatique, avait, dès son jeune âge, des glandes scrofuleuses qui s'étant portées au cou, s'étaient ulcérées en partie, et laissaient couler une humeur verdâtre; les yeux étaient constamment rouges, les paupières couvertes de croûtes, les cils étaient tombés, la sensibilité des yeux était vive par intervalles; à peine s'il pouvait distinguer les objets. Deux mois cependant de notre traitement ont suffi pour arriver à sa complète guérison. *Pas de récidive depuis un an.*

Madame Guillet, demeurant rue de la Roquette, 27, était affectée, depuis dix-huit mois, d'une cataracte de l'œil droit, qui la privait entièrement de la vue de ce côté. Elle avait consulté et suivi sans succès les traitemens des premiers oculistes de la capitale, qui déclarèrent qu'il n'y avait que par une opération que l'on pouvait espérer la guérison, qu'aucun médicament ne pouvait offrir de ressource. Pendant un an elle différa d'employer ce moyen : lorsqu'elle se fit conduire à notre cabinet de Consultations, nous examinâmes l'œil de la malade; nous reconnûmes effectivement qu'elle ne devait pas y voir de ce côté, mais que la maladie n'était pas assez ancienne pour avoir désorganisé le miroir de l'œil. Dès ce moment même, nous lui montrâmes, en frictionnant son œil, comment il fallait qu'elle se servît des médicamens que nous lui ordonnions. Aussitôt, elle commença à y voir et à distinguer tous les objets qui lui furent présentés, et, au bout de quelques jours de notre traitement, la malade y voyait parfaitement.. Depuis quatre ans qu'elle est guérie, sa vue a été constamment bonne. Deux ans après avoir été guérie, madame Guillet éprouvait une si grande satisfaction de voir si bien se soutenir la guérison de son œil que, de concert avec son mari, elle voulut nous surprendre agréablement, en faisant insérer la lettre suivante dans le journal *le Siècle* :

« Monsieur le Rédacteur du *Siècle*,

« Depuis dix-huit mois j'étais aveugle de l'œil droit, j'avais suivi sans succès les traitemens des premiers oculistes de Paris, qui ne trouvaient de ressources que dans une opération que je différais de jour en jour depuis un an, lorsque je me suis fait conduire chez M. le docteur de la Médecine-chimique qui, après avoir examiné mon œil, l'ayant frotté pendant quelques secondes avec son pouce imbibé de quelque substance chimique, s'est écrié : « Vous devez y voir ! » Aussitôt, ouvrant mon œil et cherchant à voir, je n'ai rien vu. Réitérant alors la même friction, mais avec plus de force, il s'est écrié de nouveau : « Vous devez y voir »! Aussitôt j'ai vu, j'ai distingué tous les objets qui m'ont été présentés. Le lendemain, mon œil est devenu rouge, plus sensible à la lumière; mais ayant suivi la prescription qui m'avait été faite, je me suis trouvée à même, au bout de quelques jours, de pouvoir suspendre tout traitement. Depuis deux ans que je suis guérie, ma vue est restée toujours très-bonne.

« Femme GUILLET, *rue de la Roquette*, 27. »

Madame Carli, âgée de 30 ans, rue Neuve-St-Eustache, 39, à la suite d'un refroidissement subit, éprouva de fortes douleurs de tête, suivies de rougeur et de sensibilité des yeux. Peu-à-peu, les symptômes s'agravèrent. des larmes brûlantes sillonnaient les joues et laissaient de vives rougeurs sur leurs traces. Les paupières et le globe oculaire étaient rouges, injectés, d'une grande sensibilité; la moindre lumière était insupportable, et ses yeux étaient constamment couverts d'un bandeau pour en intercepter les rayons lumineux. Les douleurs de tête étaient très violentes, tout le corps se trouvait dans un état de grande irritation nerveuse qui entravait les fonctions organiques. Malgré les traitemens divers des premiers oculistes de Paris, cette affection s'est maintenue pendant dix mois, dans ce degré d'exaltation inflammatoire, qui n'a trouvé de soulagement que dans le traitement par la chimie, qu'un heureux hasard avait fait découvrir à madame Carli, qui n'eut pas à se reprocher d'avoir cédé à un sentiment de curiosité en se rendant à nos Consultations, puisqu'au bout de huit jours de traitement, elle pouvait supporter toute espèce de lumière, et, après vingt-quatre jours de traitement, elle put s'affranchir de tout traitement sans crainte de récidive. *Depuis trois ans qu'elle est guérie, elle n'a jamais eu mal aux yeux.*

Mademoiselle Lahaie, confectionneuse de dentelles, âgée de 19 ans, rue du Marché, à Versailles, fut atteinte par la trop grande assiduité à son travail vétilleux, d'une opthalmie double qui, par sa grande intensité, produisit deux taies qui couvrirent les deux yeux, et ne lui permirent plus ni de coudre ni de lire; c'est tout au plus si elle pouvait se conduire au travers du brouillard épais qui couvrait sa vue. Elle avait passé huit mois dans cet état, malgré les soins assidus de deux médecins distingués, lorsqu'elle s'est fait conduire à nos Consultations où, dès les premiers jours, elle a éprouvé un soulagement marqué, qui l'a engagée à continuer ce traitement par la chimie, qui l'a radicalement guérie en six semaines; et, depuis dix-huit mois qu'elle a repris ses occupations ordinaires, elle ne s'est plus aperçue de la tendance qu'avaient ses yeux à s'enflammer à la moindre fatigue dans l'exercice de son état.

M. Soubriet, rue du Delta, 2, vieillard de 78 ans, avait la vue tellement affaiblie, qu'à peine s'il pouvait voir avec des lunettes; mais ce qui l'incommodait beaucoup, c'était un larmoiement continuel, plus gênant que douloureux. Grâce à notre traitement par la chimie, la vue qu'il était sur le point de perdre, fut tellement fortifiée, qu'après son usage pendant vingt jours, il lisait même sans lunettes, et son larmoiement avait complètement disparu.

M. Louis, perruquier dans la banlieue, route de Fontainebleau, 32, à la suite d'une inflammation violente, avait perdu depuis 4 ans l'œil droit qui s'était vidé : le moindre travail assidu et longtemps prolongé fatiguait l'œil gauche, le faisait devenir rouge, larmoyant, très-sensible à la lumière, et forçait M. Louis de suspendre ses occupations pendant quelques jours; enfin, les irritations successives avaient produit une ophthalmie chronique qui, depuis quatre mois, le réduisait à ne pouvoir exercer son état qu'avec la plus grande difficulté, et lui faisait craindre, par la marche progressive de la sensibilité et de la rougeur de l'œil, la perte complète de cet organe qui l'aurait rendu aveugle. Tous les traitemens qu'il avait employés avaient été sans succès, lorsque Mme Sellier, sa voisine, que nous avions guérie d'une hydropisie, lui donna notre adresse où sa guérison fut rapide; puisqu'au bout de huit jours son œil ne conservait plus ni rougeur ni sensibilité, et que, depuis 15 mois, il n'a plus eu la moindre tendance à ses fréquentes irritations.

Mademoiselle Delphine, rue St-Martin, était atteinte depuis trois ans d'une mie à l'œil droit qui couvrait tout l'œil. Malgré les traitements de tous les oculistes qu'elle avait consultés, elle n'avait éprouvé aucun soulagement : *guérison en cinq mois.*

Madame Dubrezé, rue Montmartre, ne pouvait rien distinguer depuis dix-huit mois de son œil droit, par suite d'une cataracte qui faisait toujours des progrès, malgré les soins des premiers chirurgiens oculistes de Paris : *guérison en quatre mois.*

CHAPITRE III.

DE LA SURDITÉ.

Les symptômes que l'on remarque dans cette affection sont : Audition plus ou moins faible de sons souvent très-forts ; c'est la surdité commençante. D'autres fois, elle est confuse de sons forts et aigus. Le son peut être en même-temps perçu d'une manière exacte par une oreille et inexacte par l'autre. L'audition peut être frappée d'un son importun, imaginaire : comme d'un coup de fusil, d'une roue qui tourne, d'une cloche, de l'eau qui tombe en cascade. Il peut y avoir abolition complète, persistante ou momentanée des fonctions de l'ouïe.

M. Leroy, menuisier, rue St-Denis, à Boulogne, était sourd depuis trois ans ; il lui semblait toujours entendre un bruit tel que celui que causerait du poisson qui frirait dans la poêle ; il n'existait nulle démangeaison dans le conduit auditif, la tête seulement était souvent pesante. Il avait essayé presque tous les remèdes contre cette maladie, sans que l'audition lui soit revenue : appelé à lui donner nos soins, le traitement par la chimie lui a apporté une amélioration très-sensible en peu de jours ; au bout d'une quinzaine, il commençait à entendre le mouvement d'une montre, et le vingt et unième jour de traitement, il entendait aussi bien qu'à l'état naturel. *Depuis deux ans, il n'a cessé d'entendre très-distinctement tous les sons, même très-légers, qui vibrent autour de lui.*

M. C***, âgé de 42 ans, ferblantier, demeurant rue du faubourg St-Denis, d'une constitution délicate, souffrait d'un écoulement des conduits auditifs, qui durait depuis 15 mois. Ce malade appela un médecin, dont le résultat du traitement curatif fut de faire passer la maladie à l'état chronique, et de rendre M. C*** complètement sourd des deux oreilles. On quitta le médecin et on nous fit appeler : alors le malade était fatigué par un bourdonnement, ou par le bruit d'une chûte d'eau qui tomberait de bien haut ; le pus coulait avec abondance des deux oreilles. M. C*** était irritable, et paraissait avoir beaucoup maigri depuis le début de la maladie. A l'aide de notre traitement par la chimie, nous avons, en peu de semaines, mis ce monsieur à même de se trouver en société, et de pouvoir suivre une conversation sans éprouver la moindre fatigue.

M Delate, demeurant quai d'Austerlitz, n° 1, sentit un bourdonnement dans les oreilles qui le rendit dans l'impossibilité de suivre parfaitement le fil de la conversation; il fit appeler aussitôt un médecin; mais voyant, après vingt-deux jours, qu'au lieu d'éprouver de l'amélioration dans son affection, bien au contraire le bourdonnement était plus fort, et qu'il lui semblait par fois entendre un son d'une cloche, ce qui l'incommodait considérablement. Il vint nous trouver, nous dit qu'il y avait vingt-quatre jours qu'il était privé d'entendre : en quarante-huit heures, le bourdonnement avait cessé, et l'ouïe était redevenu claire comme précédemment par l'effet des premières doses de notre traitement par la chimie. *Pas de récidive après deux ans.*

Madame Boyard, âgée de 81 ans, rue de Viarmes, 25, était sourde depuis cinq ans; cette abolition de l'ouïe était survenue peu-à-peu, sans avoir éprouvé le moindre mal dans les oreilles, si ce n'est un peu de démangeaison; elle ne pouvait entendre que lorsqu'on lui parlait très-haut et près des oreilles. On avait tenté divers moyens curatifs, mais ils furent tous sans succès : elle fut cependant guérie par le traitement chimique, après six jours de son emploi, et, depuis quatre ans qu'elle est guérie, elle dit qu'elle entend mieux qu'à l'âge de quinze ans. Voici la lettre qu'écrivait madame Boyard à M. le Rédacteur du *Siècle*, trois ans après sa guérison, pour nous donner une preuve authentique de sa reconnaissance :

« Monsieur le Rédacteur du *Siècle*,

« Je dois dire, dans l'intérêt de la vérité, que, malgré mon âge avancé de 81 ans, j'ai été guérie en six jours, par la Médecine-chimique, d'une surdité qui, pendant trois ans, avait résisté à toute espèce de traitement; depuis trois ans que je suis guérie, j'entends mieux qu'à l'âge de 15 ans.

« Femme Boyard, rue de Viarmes, 25. »

M. Bourneuf, rue des Moineaux, 22 ou 24, âgé de 30 ans, depuis vingt années avait perdu l'audition; il entendait un bourdonnement continuel Ce malade faisait remonter à un refroidissement l'existence de cette affection, contre laquelle on avait tenté divers moyens curatifs. Par le traitement chimique, en huit jours, nous avons obtenu la guérison de la maladie : après dix-huit mois, le malade n'a cessé un seul instant de bien entendre.

M. D***, maître d'armes, associé de M. Lozès, se plaignait d'une grande surdité ; ce monsieur était constamment fatigué par un bruit semblable à celui que fait entendre une roue de tourneur. Il n'existait nul sentiment de démangeaison dans le conduit auditif, seulement, sa tête était un peu plus lourde qu'avant le début de l'affection, cela le gênait d'autant plus, que ses élèves ne pouvaient que difficilement se faire entendre de lui, dans les observations qu'ils avaient à lui adresser. Le traitement selon notre méthode a ramené l'audition complète après six jours de son emploi. Il y avait déjà une année que ce monsieur était sourd lorsqu'il nous demanda des conseils. Depuis trois ans, il entend parfaitement, et se fait un plaisir de répéter à un chacun sa surprenante guérison.

M. L***, employé au Jardin-des-Plantes, d'une bonne constitution physique, se plaignait d'éprouver depuis longtemps une démangeaison insupportable dans les oreilles : insensiblement l'ouïe s'éteignit à un tel point, que ce monsieur n'entendait absolument rien de l'oreille gauche, et, de l'autre côté, c'était tout au plus s'il pouvait entendre le mouvement d'une montre appliquée sur le pavillon de l'oreille ; il se plaignait d'entendre, quoique dans les lieux les plus silencieux, un sifflement continuel. Nous soumîmes ce malade à notre traitement par la chimie : en peu de jours, nous avons amélioré son état d'une manière sensible, et nous l'avons guéri complètement en quinze jours. *Pas de récidive après trois ans et demi.*

M. Durand, maître maçon à Aubervilliers, nous annonça qu'il était sourd depuis dix ans ; que son affection avait débuté par des tintemens d'oreilles et des bourdonnemens avec un peu d'écoulement d'une eau roussâtre, qu'àlors l'audition devint confuse ; que depuis, quoiqu'il ait eu recours à six médecins des plus célèbres, qui lui ont fait employer toutes sortes de remèdes, sa surdité avait résisté à tout. Soumis à notre traitement, il a été guéri en vingt et un jours. *Il n'a plus eu d'atteinte de son affection depuis plus de deux ans que l'audition est revenue.*

Madame Guerit, blanchisseuse à Suresne, avait une abolition complète de l'ouïe ; après dix années qu'elle était devenue presqu'instantanément sourde, elle vint nous consulter. La puissante efficacité que produisit sur elle notre traitement fut telle, que l'ayant commencé en usage le soir, elle fut étrangement surprise, après s'être réveillée dans la nuit, d'entendre le bruit des voitures qui passaient dans la rue. *Depuis, elle n'a discontinué d'entendre parfaitement.*

Mademoiselle Durieux, âgée de 15 ans, demeurant rue de

Sèvres, 94, depuis sa naissance, avait toujours eu l'audition confuse, tellement qu'elle n'avait jamais pû suivre le fil de la conversation : à peine si elle pouvait entendre lorsqu'on lui parlait à l'oreille; aussi, dans son quartier, toutes les personnes de sa connaissance l'appelaient *la sourde*, et évitaient même de lui parler, tant il fallait élever la voix pour se faire entendre d'elle. Cette surdité avait résisté à tous les traitemens qu'on lui avait opposés, qui étaient nombreux. Cette affection, quoique très-tenace, disparut complètement sous l'influence de notre traitement par la chimie, après un mois de son emploi bien suivi.

Madame Bedel, demeurant rue St-Antoine, 141, avait éprouvé des tintemens d'oreilles, des maux de tête, qui ont cessé lorsqu'il est arrivé un écoulement d'une matière fluide par le conduit auditif, qui dura plusieurs mois, en même-temps qu'il rendit absolument sourde cette dame. Un traitement suivant notre méthode chimique fut employé contre cette affection, qui a disparu après vingt jours de son emploi.

M***, employé au *Siècle*, accusait, depuis trois ans, une surdité très-prononcée; il ne pouvait entendre une montre, quoiqu'elle fût placée à peu de distance de ses oreilles : un bruit confus s'y faisait ouïr continuellement; le conduit de l'audition était à l'état naturel, seulement le malade éprouvait assez fréquemment des étourdissemens, des maux de gorge, des chaleurs à la tête. En quarante jours de notre traitement, nous sommes parvenus d'abord à améliorer l'ouïe à un tel point, que le malade pouvait entendre le mouvement d'une montre placée à plus de deux mètres de distance : ensuite, la guérison entière est arrivée avant le quarantième jour, où il a pu cesser le traitement sans crainte de récidive.

M. Jacob, rue du Mont-Parnasse, 39, était sourd depuis sept mois, de manière à ne pas entendre passer les voitures à côté de lui; tous les traitemens qu'il avait suivis n'avaient apporté aucune amélioration à son état. Je lui fis préparer une potion à prendre par cuillerée de demi-heure en demiheure; à la seconde cuillerée, il s'est écrié : «Ah! mon Dieu! j'entends passer les voitures dans la rue.» *Depuis quatre ans, il n'a cessé d'entendre distinctement.*

Mademoiselle Clément, âgée de 12 ans, demeurant rue Aumaire, 53, souffrait, depuis dix ans, d'élancemens qui s'étendaient profondément dans le conduit de l'audition, lui causaient une vive douleur, la gênaient dans les mouvemens du cou, et lui faisaient éprouver de fréquens maux de tête : un écoulement d'une humeur épaisse et verdâtre, répandant une odeur fétide, s'y était établi. Cette jeune personne, avait toujours été, depuis sa naissance, d'une chétive santé, sa figure était pâle et triste : ses parens la firent voir à quatre médecins qui, malgré la variété de leurs soins, n'améliorèrent pas sa santé plus qu'ils ne guérirent l'affection de l'oreille. Amenée près de nous, l'usage pendant douze jours seulement de notre traitement l'a guérie complètement de son affection, et peu après, elle n'avait jamais eu une santé aussi bonne, qui s'est soutenue toujours la même depuis un an.

M. Guérard, maire de Puteaux, près Paris, éprouvait depuis un an des bourdonnemens très-forts dans l'oreille gauche et plus légers dans la droite, qui le rendait complètement sourd : les battemens d'une montre appliquée sur le pavillon de l'oreille n'étaient point entendus. Pendant la nuit M. Guérard était souvent exaspéré à son reveil par le bruit étrange qui se faisait entendre dans son oreille malade. Tout ce qu'il avait essayé pour combattre cette affection avait été sans résultat ; mais, s'étant soumis au traitement par la chimie, il a été tout étonné au bout de quinze jours d'entendre un matin, depuis son lit, sa montre pendue à la cheminée.

Madame Devrai, rue de Sèvres, 139, après avoir été opérée trois fois à Reims, pour des polypes du nez, qui par intervalles la rendait sourde, se rendit à Paris, pour se faire guérir radicalement ; depuis trois ans que je l'ai opérée par un procédé particulier peu douloureux, elle ne s'est plus aperçue de rien.

Madame Ganeron, rue Charanton, était sourde depuis six mois. Je l'ai guérie chez moi, en dix minutes. Rentrée chez elle, sa sœur, selon son habitude, se mit à crier bien fort pour se faire entendre d'elle : *ah ! ne parlez pas si haut*, dit-elle, *j'entends aussi bien que vous.*

Mademoiselle Guillot, rue du Faubourg St-Denis, 146, avait depuis trois mois un écoulement d'oreilles très-abondant et très fétide ; tous les traitemens qu'elle avait suivis n'avaient pu le modifier : *guérison radicale en douze jours.*

CHAPITRE IV.

MALADIES

DU NEZ ET DE LA FACE.

Madame F.., veuve, rue d'Arcole, âgée de 21 ans, éprouvait, depuis deux ans, une grande difficulté dans la respiration nasale; son nez était toujours bouché par la présence de polypes; la nuit et le jour, elle respirait par la bouche, ne pouvant se moucher; toutes les mucosités tombaient dans la gorge. Traitée par la Médecine-chimique, *guérison, sans opération, en quarante-cinq jours.*

Madame Letuppe, marchande de vins, rue St-Dominique au Gros-Caillou, âgée de 18 ans, portait, depuis un an, un ulcère cancéreux sur le bout du nez et une partie de la lèvre supérieure. Traitée sans succès par deux médecins des plus célèbres, *guérison radicale en vingt-deux jours; pas de récidive après quatre ans.*

Madame Ducros, à Chevreuse, d'un tempérament nerveux et sanguin, portait un ulcère au front, de quatre centimètres de long et deux centimètres de large; sa couleur était d'un rouge grisâtre, les bords étaient saillans; elle y éprouvait souvent une démangeaison à laquelle il était presqu'impossible de ne pas satisfaire, la peau des parties environnantes était un peu tuméfiée; huit médecins lui avaient fait employer beaucoup de remèdes intérieurement et appliquer quantité d'emplâtres extérieurement, sans que ces médicamens aient apporté aucun bien à son affection; ayant réclamé nos soins, il n'y avait pas encore huit jours qu'elle était soumise au traitement par la chimie, qu'un mieux sensible s'était fait remarquer dans sa plaie, et le vingtième jour elle était complètement guérie de la maladie qui durait depuis dix-sept mois.

M. Cornet, demeurant rue du Faubourg-St-Denis, 123, avait une plaie ulcérée, située à la joue droite et au nez, large de cinq pouces et haute de trois; elle était recouverte de boutons qui formaient autant de petits ulcères et fournissaient un pus séreux, irritant toutes les parties et les désorganisant. Il y avait dix ans que ce malade était affecté de cette maladie, pour laquelle il avait consulté cinq médecins infructueusement, et était resté cinq mois dans les salles de l'hôpital Saint-Louis, sans que les traitemens qu'il y subit lui eussent mieux réussis; vingt et un jour de l'usage du traitement par la chimie ont suffi à l'entière guérison de cette maladie. Il continua encore quelques jours l'emploi de son traitement, mais par précaution.

Madame Duboquet, blanchisseuse, âgée de 42 ans, rue de la Vierge, 14, au Gros-Caillou, portait, depuis un an, sur le bout et les côtés du nez, un ulcère cancéreux, qui avait désorganisé les tissus de la lèvre supérieure; les bords de cet ulcère offraient une assez grande étendue et étaient découpés inégalement; les chairs étaient blafardes, il en découlait une humeur grisâtre; la peau des parties environnantes était sillonnée par une très-grande quantité de petits vaisseaux qui, situés superficiellement, donnaient une teinte violacée à la peau; cette affection paraissait très-tenace, puisque les traitemens divers de trois médecins célèbres n'avaient pu non-seulement la guérir, mais même en arrêter les progrès, qui marchaient au contraire avec tant de rapidité, que tout faisait craindre que la maladie ne se répandît sur toute l'étendue de la figure, lorsque le traitement par la chimie fut employé par cette dame avec le plus grand succès, car il lui procura une guérison parfaite et radicale, en six semaines. *Depuis deux ans, la guérison se soutient parfaitement.*

Madame Bayle, âgée de 38 ans, rue de Sèvres, 126, avait, depuis neuf mois, un bouton cancéreux, situé à la partie supérieure du bout du nez, de la forme et de la dimension d'un grain de raisin; il était recouvert d'une croûte grisâtre, qui se soulevait de temps en temps et donnait issue à une humeur fétide, et enflammait les parties environnantes qui étaient engorgées. Cette dame avait suivi infructueusement plusieurs traitemens avant de venir nous trouver; elle se désolait de se voir ainsi défigurée. *Guidée par nos soins, elle fut guérie, par notre mode de traitement, en quinze jours; et, depuis quatorze mois, elle ne s'est plus aperçue du moindre indice de récidive de cette affection.*

M. ***, employé chez M. Berle, place Dauphine, 27, éprouvait, depuis un an, une hémorrhagie nasale, qui se renouvelait deux ou trois fois par jour; le sang était d'un rouge vermeil et prompt à se coaguler; il avait fréquemment des maux de tête, des éblouissemens; la quantité considérable de sang qu'il avait perdu l'avait mis dans un état de faiblesse extrême. On lui avait fait prodiguer des soins par trois médecins, sans qu'on pût arrêter le progrès de cette affection, lorsqu'on nous fit transporter le malade, qui était si faible, qu'il avait éprouvé depuis plusieurs jours de fréquentes syncopes qui avaient données des craintes. Nous avons mis le traitement par la chimie en pratique: trois jours après, l'hémorrhagie avait disparue; mais le malade ayant suspendu son traitement, elle revint quinze jours après; alors, l'ayant repris pendant vingt et un jours, on a vu le sang de l'hemorrhagie prendre peu à peu une couleur foulie et de la consistance qui l'a fait arrêter pour toujours, car, depuis quatre ans, il ne s'est jamais aperçu de *sa récidive.*

Madame Descoings (Robert), blanchisseuse, âgée de

36 ans, à Suresne, était affectée, depuis dix ans, d'une rougeur livide, de presque toute l'étendue du visage, parsemée de petits boutons pustuleux blanchâtres; la malade y éprouvait une démangeaison extrême, surtout lorsque l'atmosphère était chaude ou que l'endroit où elle se trouvait était d'une température élevée; elle était souvent dans une agitation extrême, surtout la nuit. Deux médecins furent consultés; son état ne changeait pas, même après un traitement long et régulier; plus cette affection devenait ancienne, plus elle s'aggravait. Nous traitâmes cette dame pendant deux mois par notre méthode, et la guérison alors était arrivée. La peau de la figure était aussi lisse et aussi fraîche que si elle n'eût jamais été intéressée. *Depuis trois ans que sa guérison est obtenue, elle n'a plus éprouvé ni rougeur ni chaleur à la figure.*

M. Clément, âgé de 34 ans, rue de Vaugirard, 109, portait, depuis quinze mois, un ulcère à la joue droite, de deux pouces de diamètre; les bords étaient durs et d'un rouge foncé; sur toute la surface se faisait un suintement d'une humeur roussâtre: il avait consulté des médecins distingués pour la guérison de ces sortes de maladies, MM. Biet, Culerier, et quatre autres non moins renommés; malgré leurs soins et une extrême docilité à suivre leurs prescriptions, la maladie faisait des progrès incessans et faisait craindre l'invasion de tout le côté droit de la figure. Il pensa bien faire en changeant les médecins qui ne le guérissait pas, et vint nous trouver: nous lui fîmes employer le traitement par la chimie; après son usage pendant trente-quatre jours, l'ulcère fut cicatrisé et la joue était recouverte d'une nouvelle peau; du reste, *sa santé est devenue parfaite et n'a cessé d'être la même depuis quatre ans.*

M. David, épicier, à Passy, depuis dix-sept mois avait un ulcère à la joue gauche, de deux pouces de longueur sur un de largeur; le milieu était très-rouge, le séjour de la sérosité qui en découlait détruisait les bords, et l'ulcère s'agrandissait chaque jour. Il avait fait appeler trois célèbres médecins; il reçut d'eux tous, conseils et soins, et malgré l'emploi des divers traitemens qu'il subit, la maladie allait toujours croissante, tellement que son dernier médecin, questionné sur son état par son épouse, lui répondit: « l'affection a pris un tel caractère de gravité que, pour cent mille francs, je ne voudrais pas en avoir autant. » Elle a cependant disparu complètement sous l'influence du traitement chimique, auquel ce malade s'est soumis pendant trois semaines. *Depuis trois ans, l'ulcère n'a eu aucune apparence de récidive.*

CHAPITRE V.

MALADIES DE LA BOUCHE.

M. le docteur P*** éprouvait, depuis huit mois, des maux de gorge très-incommodes ; plusieurs plaies s'étaient formées sur la luette et l'arrière-bouche; il avait épuisé sans succès tous les moyens curatifs à lui connus et tous ceux que lui avaient conseillé plusieurs célèbres docteurs de ses amis, lorsqu'il me fit consulter indirectement. Au bout de huit jours de traitement, il me fit appeler chez lui et me dit : *Je dois rendre hommage à votre nouveau mode de traitement, qui m'a guéri en huit jours, tandis que la médecine ordinaire n'avait pu me soulager en huit mois.* Depuis quatorze mois qu'il est guéri, il n'a pas eu de récidive.

Madame Chevalier, rue Saint-Guillaume, âgée de 27 ans, avait, depuis deux mois, les gencives profondément ulcérées; les dents, déracinées, étaient chancelantes et ne permettaient à la malade d'autre nourriture que des potages. Pendant la nuit, le sang s'écoulait en abondance de ses plaies, et la réveillait avec les indices de la suffocation ; quatre médecins l'avaient traitée sans succès. *Guérison radicale en huit jours par la chimie. Pas de récidive après quatre ans.*

Madame Poupart, sage-femme, barrière Rochechouart, avait, depuis un an, trois fistules à la commissure droite de la bouche et à la lèvre inférieure, qui produisaient une suppuration de matière d'un gris jaune : il y avait décollement des chairs des gencives et carie de l'os de la mâchoire inférieure; toutes les parties environnantes étaient tuméfiées, molles en certains endroits et dures dans d'autres ; à l'intérieur de la bouche, il existait une infinité d'aphtes ou espèce de petits ulcères. La nuit, elle ne pouvait dormir, par l'inquiétude que lui causait cette maladie, car il fallait renoncer à son état, et même à sortir, le froid lui causant des douleurs cuisantes. Elle avait en vain fait usage de tous les moyens à elle connus, et de tous ceux conseillés par plusieurs médecins avec lesquels sa profession la mettait journellement en rapport. Elle vint alors nous trouver pour nous consulter ; nous lui fîmes commencer sur le-champ le traitement par la chimie : on pensa les ulcérations selon notre ordonnance ; en un mois nous eûmes l'avantage de guérir cette malade. *Depuis deux ans, elle jouit d'une bonne santé, et nous regardons comme certain de ne jamais être appelé pour combattre de nouveau un retour de sa maladie.*

Madame Monpetit, âgée de 32 ans, rue St-Lazare, 132, avait une tumeur squirrheuse indolente à la commissure droite de la bouche, ayant envahi la gencive inférieure et la moitié de la partie droite de la langue ; toutes ces parties étaient dans un état de dureté extrême, et laissaient parfois échapper des douleurs lancinantes : à la gencive existait un petit ulcère, qui fournissait une matière puriforme de couleur gris-jaune ; la parole était devenue presqu'inintelligible ; le chagrin de se voir dans un état qui l'obligeait de rester chez elle augmenta encore la maladie pour laquelle elle consulta trois médecins, et employa toutes sortes de remèdes qu'ils lui prescrivirent sans succès, et après lesquels chacun d'eux disait qu'il n'y avait plus de ressources que dans une opération qui emporterait la moitié de la langue, la gencive et une partie de la joue malade. Elle ne put s'y décider, car elle était résolue à tout faire pour guérir sans opération : elle reçut nos conseils, et suivit pendant un mois notre traitement par la chimie, qui l'a radicalement guérie, au point de ne laisser remarquer la moindre trace de maladie sur les parties qui auparavant étaient affectées d'une manière si repoussante. *Depuis dix-huit mois, il ne s'est point manifesté la moindre apparence de récidive.*

M. Fromentin, rue du Cherche-Midi, 86, depuis trois années avait une carie de l'os de la mâchoire inférieure, qui avait occasioné, aux parties molles dont cet os était recouvert, une inflammation devenue chronique où il s'était formé *une fistule*, de laquelle s'écoulait une suppuration abondante d'une matière grisâtre et fétide : les bords de la circonférence de la partie ulcérée étaient durs et gonflés, le mouvement de la mâchoire ne pouvait avoir lieu sans souffrances. Six médecins des plus en renommée donnèrent leurs soins à ce malade ensemble ou séparément ; voyant que la maladie, chaque jour, au lieu de diminuer, prenait au contraire un caractère de gravité plus marqué, la position aisée du malade permettant d'avoir recours aux bienfaits que pouvaient apporter les consultations de plusieurs médecins célèbres réunis, on y procéda. Cependant, il n'en résulta pas d'amélioration dans la maladie ; ce ne fut qu'après nous avoir consulté à notre tour, et avoir suivi pendant six semaines le traitement par la chimie, que ce malade est arrivé à une *guérison complète*, qui a pu lui faire goûter encore le contentement et le bonheur de la vie.

CHAPITRE VI.

MALADIES DE POITRINE.

CATARRHE, PULMONIE CHRONIQUE ET PHTHISIES OU POITRINAIRES.

Voici le groupe des symptômes que présentent les maladies de poitrine : Pour le catarrhe, toux opiniâtre, souvent continuelle pendant la nuit, avec expectoration plus ou moins considérable d'un mucus opaque, et quelquefois d'un véritable pus; sommeil rare, gonflement des extrémités dont la peau cède à l'impression des doigts; dans la pulmonie, joint à plusieurs de ces symptômes, on en peut remarquer d'autres, tels que engourdissement, douleur obscure de la poitrine, oppression faible, augmentant par l'exercice et après le repas; toux augmentant le soir; elle est sèche ou humide, avec expectoration de crachats clairs, visqueux, blancs cendrés, d'un goût fade ou salé, quelquefois mêlés d'un peu ou d'une assez grande quantité de sang; parfois rejet des alimens, soif, mouvement de fièvre, surtout le soir; sueurs, principalement à la poitrine; dépérissement, insomnie, dévoiement.

La phthisie pulmonaire est souvent la terminaison funeste des deux affections précédentes, et alors, aux symptômes énoncés ci-dessus, se joignent les suivans : frissons, fièvre continuelle, redoublant d'intensité la nuit; alors, des sueurs abondantes affaiblissent et maigrissent considérablement le malade, et le conduisent rapidement à un état voisin de la mort. Mais le plus souvent la phthisie pulmonaire s'annonce sans cause connue chez des sujets lymphatiques ou scrofuleux; parfois cependant, des personnes de bonne constitution en sont affectées, soit à la suite de refroidissement subits et réitérés, soit à la suite d'écarts de régime souvent répétés.

Quoiqu'il en soit, cette affection nous présente des symptômes variables suivant les divers degrés où on l'observe.

1er degré de la phthisie pulmonaire. Le début de cette redoutable maladie est presque toujours annoncé par une toux sèche, sans expectoration, souvent très-opiniâtre et quinteuse, surtout le soir; elle est, dans quelques cas, précédée ou suivie de crachemens de sang plus ou moins abondans. Certains malades éprouvent de l'oppression et des douleurs fixes ou fugaces dans la partie antérieure ou postérieure de la poitrine, c'est ce qu'on appelle vulgairement un rhume d'irritation que l'on néglige, et qui conduit le malade à la deuxième période de la phthisie, ou ulcération du poumon.

2e degré de la phthisie pulmonaire. Le malade expectore des crachats d'abord semblables à ceux d'un rhume ordinaire, mais qui plus tard contiennent des grumeaux comparables à des fragmens de riz bouilli. A ce symptôme se joignent des accès de frisson et de fièvre qui redoublent ainsi que la toux pendant la nuit, privent le malade de sommeil, et l'affaiblissement par des sueurs rarement générales, mais le plus souvent bornées à la poitrine, au cou, à la tête ou aux bras. Ces symptômes varient d'intensité suivant les variations de température, en sorte que le malade se trouve bien dans certains jours, et se croit autorisé à ne rien faire pour se débarrasser de son affection, et se félicite même de n'avoir consulté personne à cet égard. Mais, pendant ce temps, le poumon se désorganise, des plaies profondes s'y établissent, et alors la maladie est arrivée au troisième degré, qui presqu'infailliblement est mortel pour la médecine ordinaire, mais dont nous avons triomphé avec grand avantage; ainsi que le prouvent les observations ci après rapportées.

3e Degré de la phthisie pulmonaire. Enfin arrivé à cette période de la maladie, surviennent les frissons prolongés, les sueurs souvent froides et presque continuelles, l'insomnie, l'expectoration abondante de crachats épais, gluans et collans au vase, quelquefois accompagnés de quelques filets de sang ou d'une grande quantité de sang; la respiration est courte, la voix entrecoupée est plus ou moins voilée, l'excavation des yeux, la saillie des pommettes, des joues, l'incurvation des doigts, la maigreur extrême; une diarrhée colliquative qui, si on n'y apporte promptement remède, conduit rapidement le malade à ce degré de faiblesse et de marasme, symptômes précurseurs d'une fin prochaine.

Madame Delrue, rue de l'Oratoire-du-Roule, 66, âgée de 33 ans, était affectée, depuis deux ans, de toux, de crachats épais, de sentiment d'ardeur et de gêne au milieu de la poitrine; les frissons et les sueurs abondantes, le pouls très-accéléré, les selles fréquentes et toujours en dévoiement l'avaient épuisée au point de la retenir six mois au lit; deux fois elle avait craché du sang avec abondance; depuis une année ses règles étaient supprimées. Trois médecins l'avaient condamnée à une mort prochaine, lorsque, traitée par la Médecine-chimique, elle a été guérie en dix-huit jours. Depuis trente mois qu'elle a terminé son traitement, elle s'est toujours bien portée : ses deux sœurs étaient mortes poitrinaires à son âge. Deux ans après cette guérison rapide, obtenue par le traitement chimique, madame Delrue pour donner un témoignage éclatant de sa reconnaissance, pria M. le Rédacteur des *Debats* de donner la plus grande publicité à la lettre suivante.

« M. le Rédacteur des *Débats*,

« Qu'il me soit permis de donner un témoignage authentique de ma gratitude à M. le docteur de la Médecine-chimique, qui m'a guérie, en dix-huit jours, d'un catarrhe pulmonaire qui, après avoir résisté deux ans aux traitemens divers de six médecins célèbres, s'était compliqué, depuis un an, de fièvres, de frissons, de sueurs, accompagnés depuis six mois d'un dévoiement fétide qui, après avoir ruiné mes forces, me retenait au lit, et m'avait fait condamner *poitrinaire incurable* par les deux derniers médecins qui m'avaient traitée. Depuis trois ans que j'ai été guérie aux Consultations gratuites de la Médecine-chimique, je ne me suis jamais si bien portée.

« *Signé*, Delrue, rue de l'Oratoire-du-Roule, 66. »

M. Dupin, âgé de 74 ans, rue Saint-Dominique, 160, toussait de plus en plus depuis dix ans, et éprouvait, surtout depuis deux ans, un sentiment de titillation à la gorge, de l'oppression, des crachats épais, abondans, blancs, d'un goût fade, des frissons, puis après des chaleurs et des sueurs le soir; les selles étaient rares, pénibles et difficiles, la faiblesse extrême. Quatre médecins lui donnèrent successivement leurs soins, et ne lui cachèrent point assez qu'ils prévoyaient ne pas pouvoir le tirer de ce mauvais pas. Il nous appela pour essayer de notre méthode par la chimie; mais il était tellement alarmé sur sa position, que nous avons eu de la peine à le rassurer et lui faire concevoir l'espoir d'une amélioration quelconque. Peu de jours de notre traitement, observé, il est vrai, rigoureusement, lui apportèrent un grand soulagement, et la guérison désespérée des médecins et du malade arriva deux mois ensuite. *Pas de récidive après deux ans.*

Madame Roussel, rue St-André-des-Arts, 70, était incommodée d'un rhume depuis huit mois, à la suite d'une couche; elle eprouvait des frissons, de la fièvre, des sueurs nocturnes; d'abord des vomissemens de glaires abondantes, tantôt blanchâtres, tantôt verdâtres, ensuite mêlés d'une grande quantité de sang. Elle ne pouvait prendre, chaque jour, qu'un demi-verre de bouillon léger; de fréquentes selles liquides et d'une odeur fétide l'avaient épuisée au point de ne plus lui permettre de faire un pas hors de sa chambre. Cinq des premiers médecins de Paris, après l'avoir traitée pendant quelques semaines, la disaient poitrinaire incurable; c'est après avoir été ainsi abandonnée par les sommités de la médecine, qui avouaient leur impuissance en pareil cas, que madame Roussel s'est fait transporter à nos Consultations, où elle fut cependant guérie par la Médecine-chimique en huit jours; puis, peu-à-peu les forces revinrent, et, vingt jours après, on n'aurait pas cru, à la voir, qu'elle avait été malade. C'est à la suite d'une résurrection si prompte et si surprenante à-la-fois pour elle et pour toutes les personnes de sa connaissance, que madame Roussel, voulant nous exprimer toute sa gratitude par des manifestations authentiques, écrivait à M. le Rédacteur du *Siècle* la lettre suivante, en termes pleins de vérité et de sincérité.

« M. le Rédacteur du *Siècle*,

« Je me fais un devoir de conscience de publier, en faveur des poitrinaires, ma guérison rapide, obtenue aux Consultations gratuites de la Médecine-chimique. Depuis huit mois, j'étais affectée d'une toux, de crachats abondans, de frissons et de sueurs dans la nuit, qui s'étaient compliqués de dévoiement qui, depuis trois mois, minait mes forces. J'avais suivi vainement les traitemens de cinq médecins les plus célèbres, qui tous m'avaient déclarée poitrinaire incurable, lorsque je me suis fait transporter mourante à ces Consultations, où ma guérison a été obtenue en huit jours. Depuis deux ans que je suis guérie, je n'ai cessé de me bien porter.

« Femme ROUSSEL, *rue St-André-des-Arts*, 70. »

Madame Berthier, rue Copeau, 39, depuis plusieurs années était en proie à une extrême débilité; la respiration était fréquente; elle éprouvait, à la partie inférieure et antérieur du col, une espèce de chatouillement auquel succédait bientôt une toux avec expectoration muqueuse, parfois légèrement teinte de sang : nul appétit et pas de sommeil; son état ne changeait pas, quoiqu'elle eût suivi le traitement de trois médecins. Alors elle voulut tenter si celui par la Méthode-chimique lui réussirait mieux; elle nous fit mander, et, après avoir suivi nos conseils pendant quarante jours, elle en avait retiré un si grand avantage, qu'alors il n'y avait plus de traces de maladie de poitrine chez cette dame. Elle avait alors vingt-sept ans et trois mois; ses deux sœurs aînées étaient mortes poitrinaires à ce même âge, et tout lui faisait présumer qu'elle devait finir comme ses deux sœurs. Depuis trois ans qu'elle est guérie, elle a pris de l'embonpoint, ses joues sont devenues fraîches et colorées, au point que chacun la dit rajeunie de dix ans.

Mademoiselle Rivet, âgée de 15 ans, rue de Paradis-Poissonnière, 49, était sujette à des hémorrhagies nazales; ses règles qui avaient paru pendant quelques mois, s'étaient supprimées depuis trois mois, de ce moment, elle ne jouissait plus que d'une très-mauvaise santé; elle avait tous les jours, dans l'après-midi, un frissonnement suivi de chaleur, de picottement dans le gosier, une diarrhée continuelle; elle se sentait une douleur au côté droit, une grande oppression, une toux fréquente avec expectoration de crachats muqueux abondans. Malgré les conseils des gens de l'art et les soins empressés de ses parens, la malade n'en était pas moins dans une position alarmante. Lorsqu'on réclama notre traitement, nous dûmes ne pas cacher que son état présentait une extrême gravité, mais que nous conservions encore quelques espérances : en effet, vingt-deux jours après la première administration du traitement, elle arriva rapidement à la santé. *Pas de récidive depuis deux ans.*

Madame Parisot, âgée de 30 ans, bijoutière, rue du Faubourg St-Honoré, 102, eut plusieurs rhumes négligés, qui se terminèrent par un catarrhe. Depuis dix années qu'elle était sous la puissance de cette maladie, elle éprouvait de temps à autre des retours de symptômes inflammatoires, comme, par exemple, une toux opiniâtre et sèche et presque continuelle; impossibilité de dormir, oppression, fièvre, frissons, sueurs abondantes la nuit, constipation, apparition irrégulière et peu abondante des règles, peu d'appétit, grande faiblesse, chaleur extrême à la paume des mains et aux pieds : elle avait exactement fait tout ce que les médecins, au nombre de cinq, lui avaient prescrit; mais rien n'avait opéré sur sa maladie. A notre tour, nous lui fîmes faire usage d'une prescription selon la Méthode-chimique, et trente-cinq jours ont suffi pour l'amener à une entière guérison. *Elle n'a pas eu de récidive après trois ans.*

Mad. Planez, rue Rochechouart, 37, âgée de 60 ans, était atteinte, depuis vingt ans, d'un catarrhe et d'un asthme chroniques en même temps que fatiguée par son temps critique. Elle était, nuit et jour, dans des souffrances insupportables par l'irritation qu'elle éprouvait dans la poitrine, et la gêne qu'elle avait à prendre sa respiration : elle n'avait pu obtenir aucun soulagement, malgré tous les médicamens que l'on mettait en usage pour la guérir. Enfin, en dernier lieu, se confiant à nos soins, *notre traitement par la chimie l'a radicalement guérie en un mois.*

M. Dupin, âgé de 74 ans, rue St-Dominique-St-Germain, 160, était affecté, depuis douze ans, d'un catarrhe pulmonaire; il avait pris une grande quantité de potions, tisanes qui le calmaient pour quelques jours, mais, dès que la température changeait, et de sèche devenait humide et froide, les symptômes reparaissaient avec plus de force, et occasionaient des quintes de toux si longues et si violentes, que la figure du malade devenait violette et gonflée, et faisait craindre l'asphyxie. Les accès devenant plus fréquens, on eut recours à nos soins, et, grâce à la Médecine-chimique, les symptômes les plus alarmans disparurent pour toujours. La docilité du malade à suivre son traitement hâta encore sa guérison, qui fut entière après vingt-cinq jours. *Jamais, quelque variation qu'il y ait dans l'atmosphère, il n'a éprouvé d'altération dans sa santé depuis deux ans qu'il est rétabli.*

M. Allan, armateur à Bordeaux, souffrait, depuis longtemps, d'une maladie de poitrine que lui avait procuré la fréquence des voyages sur mer. Cette affection devenue plus grave; ses crachats, d'abord sanguinolens, furent ensuite mêlés d'un pus épais et jaune foncé, très-colans : sa respiration était continuellement gênée; tous les soirs, frissons, sueurs abondantes, surtout à la poitrine; ses forces s'affaiblissaient de jour en jour, et il ne pouvait plus marcher que soutenu sur le bras de quelqu'un. Cinq médecins lui prescrivirent différens loochs et tisanes, qui n'arrêtèrent pas les progrès croissans de la maladie, car, malgré l'usage quotidien de ces remèdes, son état allait toujours en empirant, lorsque sa sœur, que nous avions guérie d'une maladie semblable, informée par sa propre expérience du succès de notre méthode chimique, vint réclamer nos soins. Mais le malade, dégoûté des médecins et des remèdes, refusa d'abord le moyen de guérison qui lui était offert, et, aprés quelques supplications de la part de celle qui lui était chère, il se décida à en faire usage. Sa voix devint plus claire, sa respiration plus facile, il recouvra l'appétit et le sommeil, la toux qui l'exténuait fut moins fréquente; enfin, la maladie avait disparu au bout de trois semaines, et le malade était en parfaite guérison. *Pas de récidive après trois années.*

M. Aimé, clerc de notaire à la Chapelle-St-Denis, était sujet, depuis plusieurs années, à des crachemens de sang; quelque temps après, la toux se manifesta, la respiration devint gênée; il avait de la disposition à la colère: une année ensuite, la toux était devenue opiniâtre, surtout la nuit; les crachats verts ou gris, quelquefois mêlés de sang; petit mouvement de fièvre tous les soirs, sueurs sur la poitrine et aux mains; sommeil rare, interrompu par de fréquentes quintes de toux; quelquefois mal de cœur avec envies de vomir. Nous prescrivîmes un traitement à ce jeune homme qui le suivit exactement, et il s'en trouva si bien, que ce traitement par la chimie le ramena à la santé en un mois. *Depuis six ans que sa guérison est obtenue, il jouit d'une santé parfaite.*

Madame Zimedé, âgée de 56 ans, rue St-Pierre-Montmartre, 12, était prise tous les matins, depuis dix ans, de quintes de toux, suivies d'expectorations qui devenaient plus fortes et plus fréquentes pendant la nuit, et l'empêchaient de goûter un instant de repos; les matières expectorées étaient souvent muqueuses, ou jaunâtres, ou grisâtres. Lorsqu'il s'opérait un changement subit dans l'atmosphère, ou qu'elle passait d'un lieu sec à un autre plus humide, la malade éprouvait un redoublement d'intensité dans tous les symptômes, des frissons, des sueurs et de la fièvre. Malgré cet état de gravité de la maladie, qui menaçait de passer à la dernière période des maladies de poitrine, la santé a été ramenée en moins d'un mois, par l'usage de notre traitement, et lui a permis alors de reprendre ses occupations. *Depuis un an qu'elle est guérie, elle jouit d'une parfaite santé.*

Mademoiselle Jaillon, quai des Augustins, était atteinte de la même affection que sa sœur, qui était morte poitrinaire l'année précédente. Elle toussait continuellement depuis une année; on n'y fit d'abord pas grande attention, mais comme cette toux devenait chaque jour plus fatigante, et prenait entièrement le caractère de celle qui avait conduit sa sœur au tombeau, on désespérait déjà d'avance de sa guérison. On se décida cependant à nous consulter : la malade avait de la fièvre, des frissons et des sueurs tous les soirs; l'oppression était faible, mais augmentait après les repas, les crachats étaient très-clairs et d'un goût salé; elle allait toujours à la selle en dévoiement. Traitée par la Médecine-chimique, elle a été guérie en trente jours. *Depuis trente-huit mois qu'elle est rétablie, elle n'a jamais éprouvé le moindre dérangement dans la santé.*

M. Jannel, épicier, place de l'Église, à Puteaux, était atteint, depuis quinze mois, d'une maladie de poitrine; la toux était continuelle; le malade avait tous les jours des alternatives de frissons et de sueurs; l'expectoration était visqueuse et très-abondante; quatre fois il a vomi du sang à pleines cuvettes, le peu d'alimens qu'il prenait digéraient difficilement; sommeil nul, faiblesse et maigreur extrêmes pendant quelques mois, dévoiement, ensuite constipation. Malgré les soins de six médecins très-célèbres, qui tous, après quelques semaines de traitement, finissaient par dire qu'il était poitrinaire incurable, les progrès de la maladie n'en augmentaient pas moins. Traité par la Médecine-chimique, la fièvre, le dévoiement, les sueurs disparurent dès les premiers jours de l'emploi du traitement, et apportèrent un grand bien être au malade : quinze jours après, la toux avait cessé; enfin, en deux mois, la guérison était complète, et déjà il reprenait de l'embonpoint. Il y a quatre ans que cette guérison est obtenue, et M. Jannel qui, depuis quelques années, avait traîné une si pénible existence, jouit aujourd'hui de la santé la plus florissante, et il n'est personne, dans son pays qui, le rencontrant avec étonnement, ne dise : « *Voilà ce vigoureux jeune homme qui, il y a quelques années, inclinait péniblement sa tête vers le tombeau !* »

Madame Gibouri, rue Michel-le-Comte, 38, était affectée, depuis un an, d'une toux opiniâtre, d'une expectoration abondante, ou d'oppression, de frissons, de sueurs nocturnes, d'insomnie, de fièvre continuelle : depuis le début de la maladie, perte d'appétit, digestions pénibles, constipation prolongée pendant dix à douze jours, diminution chaque jour des forces. Elle avait suivi vainement les conseils de trois médecins, qui l'avaient déclaré incurable, lorsqu'elle s'est fait transporter à nos Consultations, où les prescriptions qui lui ont été faites lui ont procuré, en quinze jours, une guérison radicale. Elle jouit de la santé la plus prospère depuis deux ans ; sa figure et son corps ont repris leur fraîcheur et leurs contours arrondis, la force et la souplesse ont remplacé la faiblesse et la maigreur progressives.

Madame Courtot, rue de Passy, 41, à Passy, depuis trois ans, avait un catarrhe qui lui causait un étouffement considérable ; un sommeil interrompu par la toux, qui etait presque continuelle la nuit ; delà, agitation extrême et battemens du cœur, oppression, faiblesse, frissons, fièvre, sueurs à la figure et au cou, qui étaient parfois rouges, livides, bouffis ; impossibilité de monter un escalier sans s'arrêter, son corps était d'une maigreur extrême. Cette position critique dans laquelle se trouvait la malade donnait beaucoup d'inquiétude à sa famille, d'autant plus qu'elle avait consulté plusieurs médecins, tous sans succès : elle fit usage du traitement par la chimie pendant un mois, après lequel elle avait retrouvé le sommeil, la toux avait cessé, elle était la nuit, dans un état parfait de tranquillité, elle pouvait se coucher sur le côté droit ou sur le gauche, ce qu'elle n'avait pu faire depuis deux ans. Trois semaines suffirent pour lui redonner les forces qu'elle avait perdues depuis trois ans.

Mademoiselle Wagner, marchande de liqueurs, rue du Cherche-Midi, 85, âgée de 15 ans, pas encore formée, avait été prise tout-à-coup d'une toux sèche, ensuite accompagnée de crachats visqueux, de frissons, de sueurs nocturnes, de dévoiement fétide qui, au bout de deux mois, l'avait réduite à un état de maigreur et de faiblesse extrême, malgré les soins de deux célèbres médecins. Traitée par la Médecine-chimique, les frissons et les sueurs ont disparu ; dès le premier jour, le dévoiement s'est arrêté ; le troisième jour, le corps de la malade semblait déjà avoir repris de l'embonpoint ; au bout d'un mois, les règles ont paru et sa santé a été parfaite.

Madame Constantin, gouvernante de l'hôtel Montesquieu, rue Montesquieu, 7, depuis plusieurs années, avait une toux très-forte pendant le jour, et qui, pendant la nuit, durait quelquefois une heure sans discontinuer d'un seul instant : il y avait expectoration abondante de crachats jaunes, de l'oppression, des battemens de cœur forts et tumultueux, une constipation opiniâtre. Son état présentait une gravité extrême ; elle eut recours aux soins de dix médecins différens, dont plusieurs lui conseillèrent d'aller habiter sous le ciel de la Provence, son pays natal; mais il était trop tard, car elle n'était plus transportable. Elle se fit conduire à nos Consultations dans une grande faiblesse et un grand découragement : trois semaines après l'usage du traitement par la chimie, tous les symptômes diminuèrent d'intensité ; deux mois ensuite, elle se portait aussi bien que si elle n'avait jamais éprouvé de maladie, et pouvait se livrer à ses occupations ordinaires, chacun était étonné de la voir monter avec rapidité trois ou quatre étages sans être essoufflée, elle qui auparavant ne pouvait monter dix marches d'un escalier sans s'arrêter, et tousser fortement.

Mademoiselle Marie, âgée de 29 ans, demeurant rue des Deux-Ponts, 28, était malade de la poitrine depuis cinq mois environ ; la maladie avait débuté par une toux sèche, fatiguante, qui avait été suivie d'expectoration, de crachats d'un gris-cendré ; la malade avait ressenti souvent des palpitations; quelquefois elle éprouvait une surabondance de chaleur dans la poitrine, cependant elle avait été peu privée de son sommeil. On appela un médecin au début de la maladie, qui ne put la soulager ; un second y fut substitué, qui ne fut pas plus heureux ; enfin, nous fûmes chargés de lui donner nos soins : nous avons soumis la malade à la pratique de notre méthode, et, à notre grande satisfaction, elle éprouva un mieux sensible en l'espace de cinq jours, et elle fut rendue à la santé en vingt-un jours de notre traitement. Depuis un an qu'elle est guérie, elle jouit toujours d'une brillante santé.

M***, mercier, rue du Rocher, 8, était malade de la poitrine depuis cinq ans ; le mal avait débuté par une toux rare et suivie de l'expectoration d'un mucus gris-cendré et épais, mais difficile à arracher : plus tard, la maladie fit des progrès à l'approche de l'hiver ; la toux était violente, elle faisait passer des nuits cruelles au malade ; il était très-oppressé, restait presque toujours assis dans son lit ; la parole ne faisait qu'augmenter l'oppression, le pouls était agité; ce n'était pas sans crainte qu'il essayait de sortir, surtout si la température était froide ou humide. Le malade avait fait appeler quatre médecins, dont les traitemens minutieux ne lui produisirent aucun bien ; le nôtre, essayé en dernier lieu, opéra bien différemment, car il a ramené la santé au malade, dans l'espace de trente-cinq jours. *Depuis, sa santé a toujours été bonne.*

M. Colon, âgé de 23 ans, rue St-Denis, 133, avait été, dans sa vie, sujet à de fréquens rhumes qui avaient tous assez de peine à se passer : il y avait quatre mois et plus qu'un rhume lui avait laissé une toux qui augmentait chaque jour d'intensité, en même-temps on remarqua chez lui de la fièvre avec frissons, sueurs, voix rauque, crachats épais et visqueux, rougeur et chaleur des joues. L'emploi de notre méthode produisit un effet surprenant par l'amélioration sensible qu'elle produisait chaque jour dans l'état du malade; six semaines de traitement par la chimie suffirent pour le mettre dans la position la plus satisfaisante : cinq ans après, la guérison avait été si radicale, qu'il n'avait jamais éprouvé de dérangement dans la santé, depuis qu'il avait cessé tout traitement.

Mademoiselle Petit-Cuenot, âgée de 15 ans, rue Grénetat, 38, toussait depuis trois ans sans qu'on y fit trop attention; cependant, elle fut prise tout-à-coup d'oppression, pendant 4 mois, de toux qui augmentait le soir et le matin, suivie de crachats qui avaient été primitivement mêlés de sang, puis étaient devenus purulens ; bien que sa maladie restât longtemps dans un état de stagnation qui ne l'empêchait pas de prendre quelque peu d'alimens qui soutenaient ses forces, la complication de fièvre, de frissons, de sueurs qui furent bientôt accompagnés d'un dévoiement fétide, minèrent insensiblement ses forces et l'obligèrent à garder le lit. Avant de nous consulter, on l'avait inutilement soignée pendant longtemps avec des remèdes impuissans ; aussi la maladie avait eu le temps de faire des progrès alarmans. Après avoir bien étudié le tempérament de la malade et avoir mesuré son peu de forces, nous lui administrâmes un traitement approprié à sa position, selon notre méthode ; peu de jours après, la vie qui s'éteignait semble s'être ranimée ; encore quelques jours, et on remarque à la vue les progrès croissans du bien ; après quinze jours de traitement, la convalescence arrive, et, de ce jour, la malade marche rapidement vers la *santé qui a été parfaitement rétablie en vingt-cinq jours de traitement, et se soutient très florissante depuis un an.*

Madame Petit-Guenot, sa mère, émerveillée de voir ainsi sa fille échappée comme par miracle à une mort certaine, et désirant rendre le même service aux personnes malades de la poitrine qu'elle en avait retiré elle-même en lisant la lettre de Madame Delrue dans le *Journal des Débats*, s'est empressée de nous témoigner sa reconnaissance par la lettre suivante adressée au Rédacteur du *Messager :*

« Monsieur,

» Dans l'intérêt des poitrinaires, je ne saurais donner jamais assez de publicité à la guérison rapide obtenue rue du Bac, 106, aux consultations gratuites de la médecine chimique, sur ma fille, âgée de 15 ans, qui, atteinte depuis trois ans d'une toux sèche et d'un amaigrissement progressif, qui s'étaient compliqués depuis onze mois de crachats épais et abondants, de frissons, de sueurs et de déjections fétides, qui, malgré tous les traitements, faisant toujours des progrès, l'avaient réduite à un état de maigreur et de faiblesse qui l'avaient retenue 4 mois au lit, lorsque 21 jours de traitement par la chimie ont suffi non-seulement pour arrêter la toux et les autres accidents, mais encore pour lui rendre ses forces, son appétit, sa figure épanouie et couronnée de couleurs fraîches et vermeilles.

» Mad. Petit-Cuenot, rue Grenétat, 38. »

M. Debillot, place du Vieux-St-Martin, 14, reçut un coup de timon dans le côté gauche de la poitrine, le 17 novembre 1837; peu après l'arrivée de l'accident, il fut pris d'un point de côté dans la partie qui avait été atteinte, puis il y ressentit de la chaleur et de la pesanteur; c'est alors qu'il survint un vomissement de sang vermeil et écumeux; chaque jour il devenait un peu plus considérable et se réitérait plusieurs fois dans la journée; il continua ainsi, malgré tous les traitements qu'il avait suivis, jusqu'au mois de septembre 1839, accompagné de toux, de crachats abondans, de sueurs la nuit, d'oppression, surtout du côté gauche, et de faiblaisse extrême, lorsque, ayant recours à nos soins, nous vîmes le malade reprendre peu-à-peu ses forces, la toux, la fièvre, les crachemens de sang s'arrêter, et cimenter cette guérison qui, depuis quatre ans, s'est soutenue sans apparence de *récidive*

M. Venden bran, rue Pastourelle, 3, fut d'abord attaqué d'une toux avec expectoration sanguine qui se répétait plusieurs fois par jours un mois après, la maladie avait augmenté d'intensité, et le malade expectorait à cinq ou six reprises, à des heures différentes de la journée, une grande quantité d'un sang vermeil et écumeux, en même-temps qu'il éprouvait un sentiment de chaleur et de pesanteur dans la poitrine, accompagné de sueurs nocturnes, de fièvre, de crachats épais et abondans, d'insomnie, de pâleur et de faiblesse extrêmes. Six médecins ayant essayé successivement de le guérir de cette affection, ne purent y réussir; mais raité selon notre méthode, trois jours après, les vomissemens se sont arrêtés, et huit jours de traitement ont suffi pour le débarasser à tout jamais de cette cruelle infirmité qui le menaçait journellement de terminer son existence. *Depuis quatre ans que les vomissemens de sang ont cessé, jamais il ne s'était si bien porté.*

CHAPITRE VII.

AFFECTIONS ORGANIQUES DU COEUR.

ANÉVRISMES, PALPITATIONS, etc.

Nous comprendrons ici la plupart des affections organiques du cœur, même celles qui ne sont pas des anévrismes, parce qu'elles s'annoncent. en général, par des symptômes qui ont beaucoup de ressemblance entre eux.

Ces symptômes sont : palpitations plus ou moins vives et fréquentes, soulevant parfois les parois de la poitrine ; respiration courte, essoufflée, se manifestant par une oppression marquée, non-seulement au moindre mouvement mais même lorsqu'on est assis ou couché ; étourdissemens, maux de tête, éblouissemens, quelquefois face bouffie, joues et lèvres colorées en rouge vif, tirant sur le violet ; toux fréquente et sèche ; respiration gênée, surtout dans la position horizontale ; engorgement œdémateux des membres inférieurs, peau pâle et molle, d'autres fois, bruissement qui se fait sentir sous la main lorsqu'on l'applique à la région du cœur, dont les battemens sont très-précipités et saccadés ; les veines sont gonflées, l'expectoration est mêlée de sang ou puriforme.

A ces symptômes se joignent des spasmes, de l'insomnie, une hydropisie partielle ou générale ; impossibilité de rester couché ; les digestions sont longues, pénibles et l'intensité, de l'oppression augmente après chaque repas ; la faiblesse, le dépérissement général et la mort terminent promptement cette série de symptômes, si les secours de l'art habilement dirigés, ne viennent mettre un terme au progrès du mal et ramener la désorganisation de l'organe malade à son état normal.

C'est en vain que l'on voudrait mettre en doute la possibilité de la guérison des anévrismes du cœur ; et par cela que la médecine ordinaire, ne pouvant *dompter un tel ennemi, avouera son impuissance en pareil cas, et dira que toute affiction anévrismatique du cœur est incurable;* il ne devra pas en résulter que dans le louable but de se rendre utile à l'humanité, quelques esprits persévérans et consciencieux ne doivent se permettre d'approfondir la matière de cette question pour en faire jaillir un jet de lumière qui les éclaire dans la marche insidieuse qui conduit au véritable mode de traitement de ces *prétendus incurables,* dont nous avons guéri un grand nombre, ainsi que pourront le prouver les observations suivantes:

Madame sœur Madeleine, à l'infirmerie de l'hospice de la Salpêtrière, éprouvait, depuis onze ans, des palpitations, des étourdissemens, des douleurs de tête, des digestions pénibles, le ventre gonflé et douloureux; lorsqu'elle marchait, elle éprouvait de la difficulté à prendre sa respiration, ce qui la forçait de s'arrêter, la face était rouge, les lèvres bleues tirant le sur violet; la morosité s'était emparée de la malade, qui était d'une faiblesse extrême. Elle avait épuisé toutes les ressources qu'avaient pu lui offrir les conseils de neuf médecins distingués; cependant la maladie faisait toujours des progrès, ce qui la détermina à venir nous consulter : après trente-six jours de notre traitement, nous eûmes la satisfaction de recevoir de la malade les témoignages les plus flatteurs de sa juste reconnaissance; ses forces, sa gaîté, son activité se ranimèrent; la fraîcheur et la clarté de son teint ne laissaient plus aucun doute sur son retour à la santé, et chacun se plaisait à reconnaître dans sa figure déridée un rajeunissement de dix ans. Depuis trois ans que sa guérison est obtenue, elle n'a jamais remarqué le moindre indice de son ancienne et cruelle maladie.

Madame Robert, fruitière, rue du Faubourg-Saint-Honoré, 114, avait été traitée, pendant huit années, par dix médecins, pour une affection de cœur, considérée par quelques-uns comme un anévrisme, et par d'autres comme un hypertrophie. Lorsque nous la vîmes pour la première fois, elle présentait les signes suivans : maigreur extrême; battemens du cœur fort tumultueux, repoussant la main appliquée sur le côté gauche, et sensibles même à la vue, dès qu'elle montait un escalier ; elle éprouvait une suffocation qui l'obligeait à s'arrêter et à attendre que les battemens fussent un peu apaisés; régulièrement elle éprouvait une douleur et de l'étouffement à la partie supérieure du ventre, ce qui la gênait parfois beaucoup dans ses digestions; elle ne pouvait jamais rester serrée; elle s'était vu obligée de cesser toute occupation un peu pénible. En trente-six jours, par notre traitement chimique, tous les accidens signalés dans cette observation disparurent; elle se livra peu-à-peu à ses occupations ordinaires, sans ressentir aucun des symptômes qui avaient tant effrayé sa famille et son mari. Depuis trois ans qu'elle a cessé tout traitement, sa santé a été toujours des plus florissantes.

M. Heurtot, rue du **Faubourg-Saint-Denis**, **81**, était affecté, depuis vingt ans, de palpitations de cœur, d'étouffemens, d'impossibilité de monter un escalier ou de marcher vite, d'enflures et d'extrêmes faiblesses des jambes; il avait reçu des soins ou des conseils de vingt médecins, parmi lesquels il en est de très célèbres; ils ne réusirent pas mieux les uns que les autres à le guérir, lorsque, dans une faiblesse extrême, il se fit transporter aux Consultations de la Médecine-chimique, où après un traitement de deux mois sa maladie fut victorieusement combattue et ramena le bonheur et la santé à ce malade. Trois ans après, il n'y avait eu apparence de retour d'aucun signe de la maladie, à son grand étonnement, car tous les médecins qui lui avaient donné leurs soins, après quelques mois d'un traitement infructueux, finissaient par lui dire qu'il *ne guérirait jamais, qu'il fallait vivre avec son ennemi.*

M. Mercier, entrepreneur de serrurerie, rue de Valois, 42, éprouvait depuis cinq ans, des battemens de cœur violens, qui lui prenaient tout-à-coup en travaillant ou en marchant; aussitôt la face devenait injectée et violette; de la toux, avec expectoration mêlée de sang; son oppression était extrême, ses digestions très-difficiles; pesanteurs gonflement après les repas : quatre médecins célèbres lui avaient prodigué les soins les plus minutieux, mais sans lui apporter le moindre soulagement. Un traitement que nous lui prescrivîmes, suivant notre méthode, qu'il employa pendant quinze jours, a suffi pour lui ramener le calme et la santé : deux ans après, il n'y avait pas eu de récidive de maladie.

M. Girardon, rue du Four, 18, se plaignait que, depuis quatre années, il éprouvait des syncopes fréquentes, des battemens de cœur, la face était pâle, livide, terreuse; douleurs de tête, presque continuelles; faiblesse très-grande dans les jarrets, impossibilité de rester long-temps debout; tous ces symptômes augmentaient après le repas; la digestion était lente et pénible : peu-à-peu l'affection fit de tels progrès, que le malade, obligé de garder souvent le lit, ne conservait plus l'espérance de sa guérison. Il est vrai que sa position était des plus critique : nous eûmes cependant raison de présumer qu'il y avait encore quelques chances de réussite à obtenir chez lui; la maladie fut rebelle, car ce ne fut qu'après quinze jours de traitement par notre méthode, rigoureusement observée, que le mieux commença à être apparent; la convalescence fut également longue; cependant, en quatre mois, le retour à la santé était complet, la force et la gaîté reparurent, des couleurs fraîches et vermeilles couronnèrent ses joues; ses traits ayant repris leurs contours arrondis, donnèrent à sa figure une expression de jeunesse qu'elle avait perdu depuis quelques années, et que, depuis quatre ans, M. Girardon n'a cessé de conserver.

Madame Grosset, rue Bergère, 2, aux Menus-Plaisirs-du-Roi, avait un anévrime du cœur, depuis quinze ans, trente médecins lui avaient donné des soins infructueux pour sa maladie, plusieurs la crurent inguérissable; d'autres lui dirent qu'en vain elle dépenserait son argent pour obtenir sa guérison; alors elle se présenta à nous, et offrait les signes suivans : palpitations fréquentes, pouls irrégulier, oppression très-forte en marchant et en étant couché, impossibilité de monter un escalier sans tomber en syncope; le teint rouge foncé, puis quelques minutes après, pâle, battemens du cœur, sensibles à travers les vêtemens, qui étaient soulevés à chaque battement; on voyait les veines du cou gonflées, battre avec force : forts de la vigilance de nos soins, et plus forts encore de l'efficacité de notre méthode, nous lui promîmes une parfaite guérison, qui arriva après quarante-cinq jours d'un traitement régulier et rigoureusement observé; le teint était devenu clair, la figure fraîche, imagée de quelques couleurs rosées; madame Grosset montait hardiment un escalier de quatre étages, et faisait de longues courses sans en être indisposée; elle était devenue si alerte et si vive, sa figure respirait une telle expression de santé, que toutes les personnes de sa connaissance ne pouvaient s'empêcher de lui dire que ce traitement l'avait rajeuni au moins de dix ans.

Quinze mois après sa guérison, madame Grosset écrivait, à titre de reconnaissance, la lettre suivante à M. le Rédacteur des *Débats*, pour donner à sa guérison la plus grande publicité, afin que les personnes qui souffraient depuis longues années pussent participer aux mêmes bienfaits de l'art.

« Monsieur le Rédacteur des *Débats* :

« Je dois dire, dans l'intérêt de l'humanité, qu'affectée d'une gastrite chronique et d'un anévrisme du cœur, qui depuis quinze ans avaient résisté aux traitemens divers de trente médecins, qui tous, après quelques mois de soins, s'accordaient à me dire : *en vain vous dépenseriez tout votre argent, vous ne guérirez jamais*. Lorsque faible, très-oppressée et très-gênée dans mes digestions, je me suis fait transporter aux Consultations gratuites de la Médecine-chimique où, encouragée par le grand nombre de malades qui, comme moi, réputés incurables, se réjouissaient au bout de quelques jours d'une amélioration voisine de la guérison, je me suis soumise à ce nouveau mode de traitement, qui m'a guérie en quarante-cinq jours. Depuis deux ans que j'ai cessé ce traitement, je me porte de mieux en mieux.

« Femme Grosset, rue Bergère, 2. »

M. Dupuis, au château des Tuileries, accusait, depuis plusieurs années, des signes d'une maladie du cœur, lorsqu'une heure après avoir mangé légèrement, il éprouvait des étouffemens violens, des douleurs aiguës, poignantes intolérables dans la région du cœur, qui l'empêchaient de se livrer au moindre exercice, même modéré ; après les repas la gêne était plus forte, suivie de renvois en grande quantité : ces symptômes de maladie étaient souvent précédés d'étourdissemens, de maux de tête, avec sensations de vapeurs chaudes. M. Dupuis, après avoir suivi divers traitemens infructueux sans obtenir le moindre soulagement, nous fit appeler pour nous consulter sur son affection : nous vîmes un malade qui ne pouvait faire le moindre exercice, ni prendre des boissons ou des alimens excitans, sans éprouver des douleurs de cœur très-aiguës ; s'il s'abandonnait au sommeil, des rêves effrayans le réveillait en sursaut ; la main appliquée sur la région du cœur ne percevait aucun battement ; l'oreille appliquée de même percevait à peine ces mêmes battemens ; après un traitement de quinze jours par la chimie, M. Dupuis a senti avec sa main son cœur battre très-régulièrement ; les maux de tête se sont dissipés, ainsi que les difficultés dans les digestions, et quarante jours après, tout traitement a pu être suspendu, sans avoir à craindre de récidive. Six ans se sont écoulés depuis cette époque, et la santé de M. Dupuis n'a plus été troublée par le moindre indice de son ancienne maladie.

M. Dividis, rue Coquenard, 27, était affecté, depuis quatre

ans, d'une maladie du cœur et des voies digestives ; la respiration était courte ; au moindre exercice il était essouflé, et s'il montait un escalier, il vomissait tout ce qu'il avait dans l'estomac ; les battemens du cœur étaient sensibles à la vue à travers ses vêtemens ; les vaisseaux du cou étaient gonflés, gros comme le doigt, avec battemens visibles à trois pas. Quelque temps après, l'enflure des jambes survint, et peu-à-peu l'hydropisie abdominale. Six médecins furent successivement demandés pour donner leurs soins ; tous, après un traitement de quelques mois, finissaient par dire : *Qu'on pouvait le soulager, mais jamais le guérir* ; désespéré de ne trouver de soulagement dans aucun traitement. Il s'était résigné à ne plus rien faire et à traîner une pénible existence en vivant avec son cruel ennemi, lorsque deux personnes de sa connaissance, réputées aussi incurables, furent guéries en peu de jours par la chimie ; encouragé par ces succès, M. Devidis se fit transporter dans une faiblesse extrême, à nos Consultations, où il nous avoua que la curiosité seule l'entraînait à essayer de notre mode de traitement, mais qu'il avait été condamné incurable par tant de médecins, qu'il ne croyait plus pouvoir trouver de soulagement dans aucune espèce de traitement. Sur l'assurance que nous lui donnâmes de la possibilité de sa guérison, il se détermina, mais avec beaucoup de peine, tant il était découragé, à suivre le traitement que nous venions de lui prescrire. Dès le premier jour, les vomissemens se sont arrêtés, l'oppression a disparu au quinzième jour, et les battemens du cœur sont rentrés dans leur état normal après trente-cinq jours. Depuis un an qu'il est guéri, pas de récidive. Six mois après sa guérison, voici la lettre qu'il écrivait à M. le Rédacteur du journal *le Globe*, pour donner de la publicité à sa miraculeuse guérison.

« Monsieur le Rédacteur du *Globe* :

« Qu'il me soit permis de donner un témoignage authentique de ma gratitude à M. le docteur de la Médecine-chimique, qui m'a guéri, en trente-cinq jours, d'un anévrisme au cœur et d'une gastrite chronique, qui avaient résisté pendant quatre ans aux traitemens divers de six médecins, qui tous, après quelques mois de traitement, me disaient : *On peut vous soulager, mais vous guérir, jamais.* Depuis six mois que ma guérison a été obtenue par la chimie, je n'ai cessé de jouir d'une parfaite santé.

« Signé DEVIDIS, rue Coquenard, 27. »

Mademoiselle Boigne, âgée de six ans, rue Philipaux, 29, était affectée depuis 2 ans de toux, de pâles couleurs et de battements de cœur, si violens, qu'on les voyait à trois pas soulever les parois de sa poitrine; trois médecins célèbres avaient essayé de la guérir, mais, après quelques mois de traitement, chacun la disait incurable. La médecine-chimique l'a radicalement guérie en 21 jours.

Madame Legrand, rue d'Arcole, 5, était affectée de lésion organique du cœur et de l'estomac qui, depuis plus de douze ans, avaient résisté aux traitemens d'un grand nombre de médecins, qui tous après un ou deux mois de traitement, s'accordaient à déclarer que le mal était sans remède; en proie aux plus tristes réflexions, souffrant sans espoir de guérison, tourmentée par les vomissemens par les syncopes très fréquentes par l'oppression, la toux et les palpitations; c'est dans un état de désespoir qu'elle fit un dernier effort et se fit conduire à nos Consultations; nous prescrivîmes le traitement par la chimie, suivant la faiblesse organique de la malade; par ce mode de traitement, en peu de jours elle éprouva un mieux notable, et revint à la guérison en quarante-cinq jours. Depuis une année qu'elle a cessé son dernier traitement elle se porte de mieux en mieux.

M. Carrière, lithographe distingué, rue Blomet, 44, à Vaugirard, s'adressa à nous, après avoir été traité pendant trois années par des médecins les plus en renom de la Capitale, pour une maladie de cœur, qui le mettait depuis long-temps dans l'impossibilité de sortir de chez lui : ne pouvant marcher pendant cinq minutes sans perdre la respiration, avoir des étourdissemens, des douleurs de tête et des faiblesses dans les jambes, au point d'être obligé de s'asseoir sur une borne lorsqu'il était dans la rue, il était pris souvent pendant la nuit d'accès de suffocation qui le faisaient tomber sans connaissance; la main appliquée sur la région du cœur, ne percevait pas les battemens qu'on y remarque ordinairement. Il fut soumis au traitement par la chimie; le second jour de son emploi, il éprouva un mieux sensible; le huitième jour, les battemens du cœur étaient très-sensibles à la main : à compter de ce jour, le mieux que nous avons obtenu s'accrut rapidement; le vingtième jour, le malade faisait de longues promenades sans éprouver de fréquence dans la respiration; et le quarantième jour, M. le professeur Rostan et les autres médecins qui l'avaient traité, sanctionnaient sa convalescence et son retour à la santé. Depuis six ans que M. Carrière est guéri, il a toujours joui d'une bonne santé.

M. Ledoux, rue Neuve-Samson, 8, depuis deux ans avait

la respiration courte; il était essoufflé à la moindre marche, éprouvait de fréquentes palpitations, des frissonnemens et des sueurs froides, une pesanteur au creux de l'estomac, des pituites qui lui faisaient rejeter une ou deux fois par jour des matières glaireuses; la constipation était constante; souvent des étourdissemens, des vertiges, des douleurs de tête, toujours froid aux pieds; il souffrait beaucoup de douleurs causées par des hémorrhoïdes. Il vint se confier à nos soins: nous lui avons fait suivre le traitement par la chimie, qui l'a guéri en huit jours. Depuis dix-huit mois qu'il a cessé ce traitement, les selles ont toujours été régulières, les hémorrhoïdes ont disparu, la chaleur est revenue aux pieds; enfin, la *santé* de M. Ledoux est meilleure qu'elle n'a jamais été de sa vie.

Madame Renard, demeurant à Belleville, rue de Paris, 51, depuis sept années éprouvait des digestions pénibles et de plus en plus douloureuses, au point de ne lui permettre qu'une très-petite quantité d'alimens dans ces derniers temps. A ces symptômes se joignaient ceux d'une maladie de cœur, dont les battemens forts et violens étaient accompagnés de fréquentes intermittences qui se prolongeaient au point de la faire tomber en syncope: n'ayant de repos ni jour ni nuit, la morosité la plus profonde s'était emparée de la malade. Dix médecins avaient échoué dans le traitement de cette maladie; le nôtre a produit le meilleur effet, car les symptômes de gastrite ont disparu en quinze jours, et, en deux mois, la guérison de la maladie du cœur était obtenue, et son corps avait repris ses contours; sa figure était fraîche comme si elle n'eût jamais été malade, et lui donnait un air de jeunesse que ne pouvaient lui dissimuler les personnes qui l'avaient vue pendant sa maladie. Depuis deux ans, elle n'a jamais éprouvé de dérangement dans sa santé.

M. Rousset, âgé de 38 ans, rue Froidmanteau, 22, d'un tempérament bilioso-sanguin, souffrait depuis dix ans, d'un poids incommode à la région du cœur; des syncopes fréquentes de battemens qui se faisaient sentir tantôt à gauche, tantôt à droite de la poitrine, dans laquelle il y éprouvait un sentiment de plénitude; le teint était violacé; souvent il lui venait des eaux dans la bouche ou des nausées, la constipation était fréquente, la faiblesse dans les jambes était extrême. Six médecins qui l'avaient traité, sans lui apporter que de très-faibles soulagemens passagers, lui faisaient craindre que son mal ne fût incurable, lorsqu'une personne à laquelle nous avions donné nos soins dans une affection à peu-près semblable, l'engagea à nous voir; il ranima son courage et vint nous consulter. La Médecine-chimique l'a tiré de ce mauvais pas ; après deux mois de traitement, il pouvait se livrer à de longues courses, comme avant l'apparition de sa maladie ; sa figure avait repris de sa vivacité, et, depuis deux ans, quels que soient les alimens qu'il prenne, jamais ils ne donnent de souvenir du passé.

Mademoiselle Nini, âgée de 12 ans, rue d'Arcole, 9, était affectée d'un anévrisme du cœur et d'une gastrite chronique qui, depuis cinq ans, avaient résisté aux traitemens divers de trois médecins qui tous, après quelques mois de soins, s'accordaient à dire qu'en vain on chercherait à la guérir. Dans un état de souffrances extrêmes, éprouvant des palpitations fortes et fréquentes, une toux sèche, le visage pâle, terreux, un abattement total, elle se fit transporter à nos Consultations de la Médecine-chimique, et s'est soumise à ce mode de traitement qui l'a guérie en quarante-cinq jours. Quelques temps après, elle se portait parfaitement, ses règles ont paru pour la première fois à la fin du traitement. Des couleurs fraîches et vermeilles ont couronné ses joues ; ses forces, son embonpoint, sa gaieté ont remplacé la faiblesse, la maigreur et la mélancolie. Depuis deux ans qu'elle est guérie, sa santé a été toujours parfaite.

M. Cos, jaugeur de l'Octroi, à la barrière du Roule, âgé de 42 ans ; atteint, nous dit-il, depuis quinze ans de douleurs dans le côté droit de la poitrine, correspondant à la région du foie, à plusieurs récidives la face et les yeux étaient devenus jaunes, les selles étaient assez fréquemment pénibles et ne s'effectuaient qu'avec des lavemens. Huit ans après le commencement de ce dérangement dans la santé, des signes d'une affection organique du cœur se déclarèrent et apportèrent une gravité extrême dans l'état du malade ; alors, à côté des signes mentionnés plus haut, se rangèrent des éblouissemens, un mal de tête violent avec une toux sèche, qui l'obligèrent de cesser toute espèce de travaux. Malgré conseils et soins de quinze médecins, desquels il suivit les différens traitemens pendant à-peu-près quinze années, la maladie n'en avait pas moins fait des progrès alarmans : c'est alors qu'ils déclarèrent que le malade n'était pas guérissable. Lorsque M. Cos se soumit à notre traitement, voici l'état dans lequel il se trouvait : sentiment douloureux dans la région du cœur, respiration extrêmement courte, bruissement du cœur qui se faisait entendre près du malade, expectoration difficile, face bouffie, infiltration des membres inférieurs, gonflement anormal du ventre, abattement général ; tous ces symptômes réunis paraissaient si graves au dernier médecin qui le traitait, qu'il n'a pas craint d'avancer publiquement que M. Cos n'avait pas un mois à vivre. Nous combattîmes la maladie par notre traitement chimique: chaque jour qui se passait apportait une amélioration sensible dans la position du malade; en trente jours de notre traitement, la convalescence était arrivée; peu de jours après, il était en parfaite santé. *Depuis trois ans qu'il est guéri il n'a cessé de se bien porter.*

Madame Delanoue, rue Dauphine, au Café Conti, éprouvait, depuis long-temps, un dérangement dans la santé par la suppression ou la rétention de ses règles; elle avait des palpitations fréquentes; de la toux, qui augmentait les soirs avec un petit mouvement de fièvre; les crachats étaient puriformes et quelquefois mêlés de sang; la respiration courte, la face bouffie; les jambes et les pieds étaient infiltrés. A une époque un peu plus éloignée du début de la maladie, les battemens du cœur devinrent très-apparens et très-précipités : tous les symptômes de maladie du cœur gagnèrent en accroissement, ainsi que ceux d'affection de poitrine, de laquelle était morte madame sa mère; elle ne pouvait faire vingt pas sans tomber en faiblesse, et souvent même elle perdait connaissance dans son fauteuil. Elle reçut, pendant plusieurs mois, les soins de trois des célébrités médicales; mais ne voyant pas de mieux dans sa position, sa famille lui parla de nos cures, et elle nous fit appeler. Cette malade, examinée par nous, notre première pensée fut qu'elle présentait bien peu de ressource; cependant, ayant réfléchi sur son âge, sur le traitement qu'on avait suivi, qui avait pu amener, plutôt que l'affection, la malade dans cet état; que peut-être n'était-il pas encore trop tard pour administrer un bon traitement qui pourrait diminuer le mal, nous ordonnâmes donc notre traitement par la chimie : la malade accusa un mieux sensible en l'espace de vingt-quatre heures, puis il continua à faire des progrès; au bout de quarante jours, la malade arriva à une convalescence bien caractérisée, et, dix jours après, sa santé étant rétablie entièrement lui permettait de sortir et de publier la supériorité de notre méthode, qui lui avait rendu la fraîcheur du teint et des couleurs vermeilles, la force, la gaîté et la facilité de se livrer à toute espèce d'exercice sans être fatiguée; enfin tout le corps avait acquis une si belle apparence de santé, que toutes les personnes de sa connaissance la disaient embellie et rajeunie de dix ans. ***Depuis trois ans que sa guérison est obtenue, madame Delanoue jouit d'une santé parfaite.***

Madame M***, rue Saint-Honoré, 64, depuis huit ans ressentait continuellement un sentiment de malaise à l'estomac, d'assoupissement après avoir fait usage d'une très-petite quantité d'alimens d'une facile digestion, puis réveil en sursaut : alors, douleurs générales dans toutes les parties du corps, chaleur brûlante dans l'estomac même. Elle reçut les consultations de vingt médecins, et son état, au lieu de s'améliorer, se compliqua insensiblement : ses règles étaient irrégulières; elle était prise de toux convulsive et sèche, de palpitations violentes, d'éblouissemens ; elle avait de temps à autre des sensations de vapeurs chaudes qui lui montaient vers la tête, la figure bouffie et les lèvres violettes. Elle pensa que le moyen le plus sûr pour arriver à la guérison était de se faire conduire dans un hôpital, où elle resta trois ans sans que son espoir se soit réalisé ; elle en sortit donc dans le même état qu'elle y était entrée, faible et mourante ; elle se soumit au traitement par la chimie qui, au grand étonnement de toutes les personnes de sa connaissance, l'a mise en 45 jours, dans un état de parfaite santé qui, depuis trois ans, s'est très bien soutenue sans apparence de récidive.

M. Hébert, rue du Dragon, 35, âgé de 59 ans, depuis quinze ans. était malade d'un anévrisme du cœur, dont il avait été déclaré incurable par plusieurs médecins qu'il avait consultés successivement, parmi lesquels il s'en trouva un qui, l'ayant rencontré en consultation chez un de ses confrères, lui adressa le colloque suivant : « Mais que venez-vous faire ici ? vous savez bien qu'il n'y a plus d'espoir de guérison pour vous. — Monsieur, les condamnés à mort en rappellent bien, répondit le malade., pourquoi ne chercherais-je pas les moyens d'en rappeler aussi. » Quelque temps après, il vint nous consulter à notre tour ; il présentait les symptômes suivans : respiration extrêmement courte, palpitations fréquentes, maux de tête presque continuels, battemens de cœur qui soulevaient la main lorsqu'on l'appliquait sur la région du cœur, toux sèche et convulsive; face maigre, parfois livide; sentiment d'abattement. Nous eûmes la satisfaction de voir ici se reproduire ce que nous avons eu occasion d'obtenir chez beaucoup de malades : un effet merveilleux opéré par notre traitement, qui ramena la *santé la plus parfaite en trois mois,* en même temps qu'elle vint nous confirmer que les prophéties étaient souvent mensongères.

Madame Charpentier, rue de Sèvres, 98, était malade depuis trois ans ; elle éprouvait constamment de la gêne dans la respiration ; puis il survint des battemens de cœur, qui augmentèrent considérablement, au point de se distinguer par-dessus ses vêtemens à dix pas de distance; de la toux fréquente et quinteuse; l'oppression était extrême, surtout pendant la nuit, que la malade passait assise dans son lit, dans l'impossibilité qu'elle était de rester couchée; la face devenait bouffie; les membres inférieurs étaient enflés; Vainement elle avait consulté trois médecins célèbres, aucun ne lui avait procuré même du soulagement. La maladie était arrivée à un point de gravité tel, que cette dame ne pouvait faire vingt pas dans son appartement sans éprouver des battemens de cœur si violens, et une oppression si considérable, qu'elle craignait toujours une rupture du cœur, et parfois les étouffemens devenaient si forts et si incessans, qu'elle tombait sans connaissance. Trop faible pour se transporter à notre Cabinet, elle nous fit venir. Cette malade était effectivement dans un état alarmant, lorsque nous lui fîmes commencer le traitement selon notre méthode chimique, auquel elle s'est soumise pendant quarante-cinq jours, durant lesquels les symptômes ont diminué graduellement d'intensité, et ont fini par disparaître, pour faire place à une brillante santé qui, depuis trois ans, n'a été altérée par la moindre apparence de récidive.

M. Sirobergen, âgé de 62 ans, ex-receveur de l'octroi, avenue de la Motte-Piquet, 10, était affecté depuis dix ans d'un anévrisme du cœur et d'un catharre pulmonaire, qui après avoir résisté à neuf traitements divers, s'était compliqué depuis un an de vomissements noirs très fréquents, de battements de cœurs très violents, d'une toux quinteuse très pénible, suivie d'une rexputoration épaisse, filante, adhérante au vase; l'oppression était tellement forte qu'il passait les nuits assis dans son lit, continuellement en proie à des frissons, de la fièvre, des sueurs qui avaient miné ses forces, au point de ne plus pouvoir faire 50 pas sans s'asseoir. Traité par la Chimie, ces graves maladies ont rapidement fait place à une brillante santé, puisque, après 15 jours de traitement, les vomissements, la toux, l'oppression et la fièvre avaient disparu, et un mois après tout traitement a pu être délaissé sans crainte de récidive.

CHAPITRE VIII.

GASTRITE CHRONIQUE

OU MAUX D'ESTOMAC.

Cette maladie est tellement commune, qu'on peut la surnommer le *Démon familier du genre humain.*

Les caractères que l'on remarque dans cette affection, à l'état de chronicité, sont d'abord des difficultés pour digérer, des indigestions sans causes, ou des vents acides : trois ou quatre heures après avoir mangé, quelquefois plus tôt, sentiment de malaise ou de douleur vers la région de l'estomac; appétit capricieux et quelquefois nul ; gonflement du ventre plus ou moins considérable; impossibilité de rester serré dans ses habits, surtout après le repas ; gêne, pesanteur, douleur plus ou moins vive au creux de l'estomac et quelquefois dans le dos ; envies de vomir et parfois vomissemens, tantôt de glaires ou d'un liquide aigre, tantôt d'une partie ou de la totalité des alimens ingérés; constipation opiniâtre, plus rarement dévoiement ; au bout de quelques heures, tous les symptômes disparaissent pour revenir ensuite : chez certains, il se manifeste à l'estomac un sentiment d'ardeur brûlante; chez d'autres, il leur semble qu'ils ont une plaie à l'intérieur ; assez souvent on sent une ou plusieurs tumeurs à travers les parois abdominales; quelquefois il survient des quintes de toux par secousses. Les malades deviennent tristes, faciles à s'emporter, et recherchent la solitude; des idées noires les préoccupent sans cesse, et souvent ils sont tentés de se détruire.

Si la gastrite est livrée à elle-même, le malade maigrit, perd ses forces; les vomissemens deviennent plus fréquens ; les matières vomies sont noires et caractérisent le pilore ou cancer de l'estomac, qui ne peut être guéri que par la Médecine-chimique. Ainsi que le prouveront les observations suivantes, garanties authentiques.

D'autres fois les personnes atteintes de gastrites deviennent poitrinaires et ne tardent pas à succomber.

Madame Tellier, âgée de 61 ans, rue de la Comète, 14 (Gros-Caillou), ressentait, depuis vingt-quatre ans, trois ou quatre heures après l'arrivée des alimens dans l'estomac, des douleurs qui devenaient de plus en plus insupportables; à ces douleurs se joignait souvent un désir insatiable des alimens, quoiqu'elle fut certaine de souffrir après avoir satisfait son appétit. Depuis six ans, elle vomissait quelquefois dix fois par jour, tantôt les alimens, tantôt de la bile ou des glaires filantes : sa maigreur était extrême, au point que, depuis trois ans, elle ne quittait pour ainsi dire pas le lit; sa vue s'était tellement affaiblie, qu'elle ne pouvait ni lire ni coudre; elle éprouvait des douleurs violentes dans tous les membres; vers le soir, elle avait un mouvement de fièvre, de l'oppression, de l'insomnie; son teint était livide. Elle avait consulté dix-neuf médecins depuis le début de sa maladie et avait subi leurs traitemens, mais toujours infructueusement : c'est alors qu'elle vint nous trouver. Le traitement chimique qu'elle suivit parfaitement lui arrêta les vomissemens dès le premier jour; ses digestions se faisant bien, elle reprit des forces peu-à-peu, de manière qu'après trente-cinq jours de traitement elle était fraîche et colorée, et chacun la disait rajeunie de dix ans; depuis ce moment, elle n'a cessé de lire et de coudre sans lunettes. *Pas de récidive après quatre ans.*

M. Guichard fils, rue du Caire, 30, depuis dix-huit mois éprouvait des lassitudes dans tous les membres; des maux de tête tous les jours, à la suite de son dîner; pendant la nuit, il était souvent pris tout-à-coup par des oppressions, des envies de vomir, et par des déjections d'humeurs corrompues; des douleurs de ventre et d'intestins, qui étaient très-violentes, accompagnées de gonflement et de tension; une soif vive se faisait sentir; des douleurs d'estomac, des sueurs, des défaillances, tel était l'état déplorable qui l'avait fait déclarer incurable par les plus célèbres médecins. De suite nous lui fîmes administrer une potion selon le traitement par la chimie : cinq heures après l'usage de cette potion, le malade ne vomissait plus et n'éprouvait aucune douleur, ni dans les intestins, ni à l'estomac. 35 jours après, il reprit ses occupations avec plus de lucidité qu'il ne l'avait fait depuis six mois.

Madame ***, jardinière au château d'Argenteuil, avait inutilement essayé de tous les conseils, employé tout traitement possible depuis dix ans qu'elle avait une gastrite chronique, accompagnée de vomissemens qui se renouvelaient souvent dix fois par jour, avec des efforts inouis, et lui faisaient rejeter tous les alimens qu'elle avait destinés à sa nourriture : les eaux minérales avaient seules momentanément ralenti ou pallié ses souffrances. Dans des alarmes continuelles, malgré des soins, de la prudence et un sage régime, elle désespérait de son rétablissement et s'acheminait au tombeau. C'est alors qu'on lui parla des cures merveilleuses opérées par la Médecine-chimique : elle résolut de tenter ce dernier moyen et vint nous consulter. Nous lui administrâmes le traitement par la chimie : dès les premiers jours, elle a cessé d'éprouver les vomissemens, les frissons, les douleurs d'estomac, les gonflemens du ventre et les faiblesses syncopales ; trois semaines après, tous symptômes de maladie avaient cessé : madame ***, qui avait été privée de manger du pain depuis trois ans, en mangeait, ainsi que de tout autre aliment, comme si elle n'eut jamais été malade ; son corps reprenait ses contours arrondis et son teint avait une fraîcheur qui, jamais de sa vie, n'avait été son partage. Un an après, nous avons rencontré cette dame, qui était dans un embonpoint parfait et nous a dit qu'elle ne s'était jamais ressentie d'*aucune indisposition* depuis sa maladie.

M. Lecharpy, rue d'Anjou-Saint-Honoré, 11 *bis*, avait, depuis six mois, des gonflemens d'estomac et beaucoup de vents ; des douleurs aiguës dans la poitrine, correspondant au dos ; les nerfs étaient dans un état d'irritation considérable ; des courbatures, des lassitudes dans tous les membres, des chaleurs à la tête, des migraines, une constipation extraordinaire, accompagnée d'hémorrhoïdes. Toutes ces indispositions enfin furent victorieusement combattues en dix-huit jours de notre traitement par la chimie. Depuis trois ans, il n'a cessé de jouir d'une *santé parfaite*, et les selles ont lieu tous les jours.

Madame Joseph, à Clamart, âgée de 25 ans, depuis sa naissance dormait très-peu, et, par un dégoût extraordinaire, prenait trop peu d'alimens pour pouvoir la soutenir ; elle éprouvait aussi des douleurs de tête presque continuelles, et quand elles s'apaisaient, des maux d'estomac et de ventre non moins cruels leur succédaient aussitôt. Pendant quatre ans, plusieurs célèbres docteurs lui firent subir divers traitemens, mais elle n'en obtint que de très-légers soulagemens, qui ne furent encore que momentanés. Sa tante et sa sœur, qui avaient eu toutes deux une semblable maladie, pour laquelle elles avaient successivement reçu nos soins, vinrent, en exprimant leur douleur, implorer notre assistance. Nous les rassurâmes après avoir vu la malade, et lui promîmes une prompte et parfaite guérison : nous dîmes vrai ; ces trois personnes ont vu leur maladie, quoique héréditaire, disparaître en moins d'un mois. Depuis deux ans que *leur guérison est obtenue*, leur santé n'a plus été troublée par la moindre apparence d'indispositions.

Madame François, âgée de 40 ans, rue Quincampoix, 23, éprouvait, depuis l'âge de 12 ans, des douleurs d'estomac, des difficultés dans les digestions ; des suppressions de règles parfois pendant sept à huit mois. A l'âge de 40 ans, son état s'aggrava encore ; elle ne pouvait monter un escalier sans tomber en syncope ; de très-forts battemens de cœur se faisaient sentir ; elle éprouvait des douleurs et un gonflement de ventre, causées par la constipation ; elle était jaune, d'une maigreur et d'une faiblesse extrême, morose et paraissait inquiète. C'est entourée d'un pareil cortège, qu'elle se présenta à nous. Notre traitement produisit tant d'amélioration dans son état, qu'au bout d'un mois elle n'était pas reconnaissable par les personnes qui la fréquentaient avant le commencement de notre traitement. Peu-à-peu elle devint grasse et plus vive qu'auparavant ; son haleine perdit la fétidité qu'elle avait depuis sa tendre jeunesse. *Depuis cinq ans, pas de récidive;* elle conserve le même embonpoint et la même fraîcheur qu'elle avait acquis quatre mois après sa guérison.

M. Hyole, rue Meslay, 27, âgé de 70 ans, avait suivi, sans le moindre succès, pendant quinze ans, les traitemens indiqués par les médecins les plus en renom. Sa vie s'éteignait sensiblement, lorsque son fils l'engagea d'avoir recours à la méthode par la chimie, dont il avait entendu avantageusement parler. Voici l'état dans lequel se trouvait le malade : maigreur extrême, teint plombé ; douleur au creux de l'estomac, au dos ; constipation opiniâtre : tous les cinq ou six jours il rendait, avec la plus grande difficulté, des matières dures, mêlées à d'autres, ressemblant à du blanc d'œuf, envies de vomir presque tous les jours après les repas, et quelquefois vomissemens des alimens : tristesse profonde ; conviction de ne pouvoir guérir. Il suivit nos conseils avec docilité, et au bout de deux mois de notre traitement, il a recouvré la santé, la force, la fraîcheur du teint, qu'il conserve toujours depuis quinze mois, époque où il a atteint *sa guérison*.

Madame Guillot, rue Zacharie, 5, avait une gastrite chronique, qui avait résisté pendant vingt ans, opiniâtrement, aux traitemens successifs de plus de douze médecins qui l'avaient traitée séparément sans succès, tant chez elle que pendant trois ans dans les hôpitaux de Paris : son découragement était si grand, qu'elle était bien résolue de ne plus entendre parler de médecins. Ce ne fut que pour complaire à sa famille qu'elle se rendit, mais après bien des prières, à nos Consultations, dans une maigreur et une faiblesse extrêmes; les premières paroles qu'elle nous adressa lorsqu'elle nous aborda, furent : M. le docteur, je souffre depuis dix-sept ans; il paraît que le mal a fait trop de progrès, et que les secours de l'art n'y peuvent rien; le temps que vous me consacrez est du temps employé en pure perte. Il est vrai que cette malade était dans un état alarmant : une violente irritation se prononçait de la gorge au creux de l'estomac; une heure après l'arrivée d'alimens choisis, dans l'estomac, elle y éprouvait des douleurs atroces, suivies de vomissemens fréquens. Le ventre était douloureux, serré et tendu; des difficultés extrêmes pour aller à la garderobe, les urines très-rares : trois ou quatre heures après la digestion, tous les symptômes diminuaient d'intensité pour revenir peu après l'arrivée des boissons ou d'alimens dans l'estomac. En un mois, par notre traitement par la méthode chimique, tous les accidens signalés dans cette observation disparurent; elle se livra peu-à-peu à ses occupations, qu'elle avait été forcée de suspendre depuis bien long-temps, sans éprouver la moindre fatigue. *Depuis quatre ans, pas de récidive.*

Seize mois après sa guérison, voici la lettre qu'écrivait madame Guillot à M. le Rédacteur du *Siècle*, pour nous remercier publiquement des soins que nous lui avions donnés, ainsi qu'à son mari :

« Monsieur le Rédacteur du *Siècle*,

« Je dois dire dans l'intérêt de l'humanité que, traitée par onze médecins, pour une gastrite chronique et un anévrisme du cœur, qui m'ont retenue vingt ans malade, et qui, après avoir miné mes forces et ma fortune, m'ont forcé à passer trois ans dans divers hôpitaux de Paris, sans éprouver aucun soulagement; enfin, déclarée incurable par les médecins les plus célèbres, et affaiblie au point de ne pouvoir sortir de ma chambre, je n'avais plus que la mort pour partage, lorsqu'on m'a transportée, dans une faiblesse extrême, aux Consultations gratuites de la Médecine-chimique, dont les résultats sont si surprenans, qu'au bout de huit jours je mangeais avec appétit toute espèce d'aliment, et, après quatorze jours de traitement, je faisais une lieue à pied. Mon mari, étonné de ce succès, et atteint lui-même des mêmes maladies depuis trois ans, a été guéri en trois jours. Depuis seize mois nous jouissons de la santé la plus florissante.

« Femme Guillot, rue de Grenelle, 37. »

M. Guillot, rue Zacharie, 5, d'un tempérament bilieux, malade depuis trois ans, était languissant; ses digestions se faisaient avec beaucoup de peine, malgré le plus grand soin qu'il mettait dans le choix de ses alimens, ne mangeant que le quart de son appétit : environ une heure après, l'estomac se trouvait surchargé, alors il y ressentait des douleurs aiguës, un malaise, puis une quantité de vents, une constipation opiniâtre et le ventre dur et tendre : trois jours de traitement par la chimie, ont suffi pour triompher d'une maladie enracinée. Depuis trois ans, *pas de récidive, quatre ans après la guérison.*

M. Moreau, mécanicien, passage Baufor, avait, depuis vingt ans, des lassitudes dans toutes les parties du corps, la bouche amère et pâteuse; la pression la plus légère au creux de l'estomac produisait des douleurs extrêmes. Depuis ce temps, enfin, le malade ressentait tous les accidens d'une gastrite excessivement intense; tout l'appareil digestif était tellement malade que, depuis plus de dix ans, M. Moreau ne faisait plus usage d'alimens solides, et c'est de cette époque que date l'apparition d'un nombre infini de petits boutons sur tout le corps, qui lui occasionait des démangeaisons insupportables. C'est dans un état d'épuisement total qu'il vint nous consulter; nous lui administrâmes notre mode de traitement par la chimie, et quinze jours après, le malade était parfaitement guéri; son teint était devenu frais et coloré, journellement il reprenait des forces et de l'embonpoint. *Depuis trois ans, il n'a cessé de bien se porter.*

Madame Julie, âgée de 50 ans, à Versailles, rue de Madame, 5, depuis vingt ans éprouvait des aigreurs ou des envies de vomir, des douleurs excessives à la pression, au creux de l'estomac; l'irritation gastrique était telle que la malade ne pouvait supporter la plus légère nourriture sans ressentir un feu dévorant dans la poitrine; elle éprouvait des faiblesses continuelles : le moindre espace de chemin à parcourir la fatiguait, et elle ne pouvait aller en voiture, tant les vomissemens devenaient fréquens. Le traitement par la chimie lui ayant été administré. En vingt-et-un jours elle fit usage de toutes espèces d'alimens, et pouvait marcher sans fatigue et supporter, sans vomir, les secousses de la voiture. *Depuis deux ans, elle n'a cessé de se bien porter.*

M. Massard, épicier, rue Plumet, 5, avait, depuis quinze ans, des aigreurs continuelles d'estomac; un sentiment de malaise après avoir pris les alimens les plus légers; vomissemens de matières glaireuses et quelquefois de tous les alimens ingérés, qui l'avaient réduit à un état de pâleur, de faiblesse et de maigreur qui, la plus part du temps, le tenaient au lit et éloigné de son commerce : il avait fait usage, sans succès, d'une infinité de médicamens. Une personne qui avait éprouvé la même incommodité, mais pendant plus long-temps encore, et qui avait été traitée avantageusement par notre méthode, lui conseilla d'user du même moyen; ce qu'il fit : dès les premiers jours les vomissemens ont cessé, les aigreurs ont disparu au quinzième jour. Après quarante-cinq jours de traitement, la guérison était radicale, et M. Massard était devenu gras, frais et dispos. Depuis trois ans qu'il est guéri, sa santé s'est soutenue dans l'état le plus florissant.

Madame Dumont, demeurant rue Saint-Romain, 8, avait, depuis quatorze ans, une gastrite chronique, elle vomissait quelquefois jusqu'à dix fois par jour, éprouvait des douleurs dans l'épigastre et le dos : la constipation était opiniâtre; son état avait atteint un tel degré de gravité, que six célèbres médecins, n'ayant pu en arrêter les progrès, s'accordaient à dire qu'il fallait vivre avec son ennemi. Cependant, après quatre jours du traitement par la chimie, la malade ne vomissait plus, et trois semaines ensuite elle mangeait des alimens solides, qui passaient parfaitement sans faire éprouver le moindre sentiment de gêne pendant les digestions. *Depuis trois ans, madame Dumont se porte parfaitement.*

Madame Honoré, rue du Montparnasse, 10, éprouvait, depuis dix ans, des vomissemens, des douleurs dans la poitrine, dans les intestins; les membres étaient courbaturés; elle ne pouvait supporter la moindre pression sur la région de l'estomac; le ventre était tendu; les matières rendues par le bas étaient dures et accompagnées d'une sécrétion blanchâtre; on nous pria de lui donner nos soins, après avoir reçu ceux de onze médecins les plus célèbres : ayant suivi pendant un mois notre traitement, par la méthode de la chimie; ses vomissemens ont disparu le premier jour, et un mois après elle était quitte de toute souffrance; ses joues étaient déjà fraîches et rosées, et ne portaient plus aucun vestige d'une aussi ancienne maladie. *Depuis six ans qu'elle est guérie, sa santé n'a cessé un moment d'être parfaite.*

Mademoiselle Adèle, rue des Amandiers, 19, depuis plusieurs années, éprouvait des indigestions sans causes, des douleurs d'estomac, trois heures après avoir mangé. Ces symptômes, qui annonçaient une maladie de l'estomac, se compliquèrent deux ans après leur début, d'un état de langueur; le temps des règles était arrivé et elles ne paraissaient pas, l'écoulement venait en blanc, le visage était pâle et annonçait que la malade était dans un état continuel de souffrance. Traitée par la méthode chimique, en trente-cinq jours la santé de cette demoiselle était rétablie et l'écoulement des règles arrivait régulièrement et sans coliques; les flueurs blanches avaient disparu. *Depuis trois ans, sa santé est parfaite.*

Madame Pauline Clermont, rue de Sèvres, 70, éprouvait, depuis six ans, des douleurs vives dans l'estomac et dans le dos; ses digestions, d'abord très-pénibles, étaient devenues impossibles : le lait et l'eau de gomme étaient ses uniques alimens; des battemens de cœur, des étouffemens et un affaiblissement général, compliquaient cette maladie, qui avait été traitée, sans résultat, par des médecins très-connus des hôpitaux de Paris. Nous la guérîmes en trois semaines par notre traitement. *Pas de récidive après six ans.*

Madame Goux, rue de Sèvres, avait, depuis dix-neuf ans, une difficulté extrême dans les digestions; elle éprouvait, deux heures après le repas, des douleurs de tête et d'estomac, qui souvent, par leur violence, produisaient la syncope, puis des vomissemens : depuis six ans elle avait une constipation opiniâtre, souvent l'envie d'aller, mais sans rien produire; elle avait vu dix médecins, dont les conseils n'avaient rien changé à sa position affligeante. Par nos soins, en un mois de traitement, nous lui avons rendu la santé, la fraîcheur et la force nécessaire pour reprendre ses occupations, que sa maladie lui avait fait suspendre.

M. Hanel, rue Saint-Denis, 3, à Puteau, était pris de douleurs au creux de l'estomac et dans le dos, de chaleur intérieure, de renvois aigres, une faim canine, de vomissemens trois à quatre fois par jour, depuis quatorze ans; il avait consulté plus de trente médecins, et malgré tous les remèdes qui lui avaient été prescrits, ses vomissemens n'avaient pas cessé. Le traitement par la chimie lui a été plus salutaire : dès les premiers jours, les vomissemens ont cessé, tous les alimens ont passé, à la grande satisfaction du malade qui, depuis long-temps, était pressé par la faim, et douze jours ont suffi pour le rétablir de l'extrême faiblesse dans laquelle il était depuis long-temps; peu-à-peu on l'a vu reprendre ses forces et son embonpoint, sa santé n'avait jamais été aussi bonne que depuis sa guérison par la chimie.

Madame Arnaud, rue de la Grande-Truanderie, 43, fut obligée de renoncer à ses occupations, parce qu'elle rendai, à chaque moment de la journée, des longs filets de glaires jaunâtres et ensuite mêlés de sang, et enfin du sang pur : les digestions étaient pénibles et souvent tous les alimens ingérés étaient rejetés intacts; elle éprouvait aussi assez souvent des palpitations violentes, précédées de maux de tête et d'étourdissemens ; chaque jour apportait de la gravité dans son état, au point que, lorsque nous la vîmes pour la première fois, elle venait d'avoir une syncope qui avait duré plusieurs heures : depuis quatre ans qu'avait commencé le dérangement de sa santé, elle avait suivi des traitemens plus nuisibles qu'utiles. Dès le premier jour de traitement par la chimie, ses vomissemens ont cessé ; elle a pris une nourriture substantielle qui l'a mise à même de reprendre ses occupations ordinaires, qu'elle a continuées, depuis trois ans, sans accuser aucun symptôme de sa maladie.

Madame Pigné, rue du Moulin-de-Beurre, avait de fréquentes indigestions, des douleurs d'estomac, au point de ne pouvoir endurer ses vêtemens sur cette place; depuis six ans elle vomissait tout ce qu'elle prenait; son ventre était ballonné ; la constipation était fréquente, et quand les selles survenaient, elles étaient enveloppées de glaires, ressemblant à du blanc d'œuf. La faiblesse et la maigreur étaient extrêmes; elle fut traitée par huit médecins, qui n'ont rien changé à la gravité de sa maladie : nous avons été plus heureux, car, dès le premier jour de traitement, ses vomissemens ont cessé, des alimens de plus en plus solides ont été digérés, et vingt-et-un jours après, le rétablissement était complet; les forces, l'embonpoint, la fraîcheur ont succédé au marasme. Trois ans se sont écoulés depuis sa guérison, sans que la moindre apparence de récidive se soit manifestée.

M. Lefèvre, de Chanteny (en Brie), éprouvait, depuis six ans, les souffrances les plus intenses, causées par des maux d'estomac; il vomissait journellement quinze à vingt fois par jour, puis éprouvait des lassitudes dans tous les membres, des sueurs, des défaillances; le ventre, aussi, était douloureux au toucher; quelquefois il était tourmenté par la soif et n'osait boire; il avait souvent des selles séreuses, dès le début de cette affection, les médecins les plus célèbres de Paris avaient été consultés, mais tous leurs efforts furent infructueux. M. Lefèvre, dont l'état était déplorable, vint nous consulter: nous lui ordonnâmes au plus tôt le traitement chimique; un mois de ce traitement apporta de grands changemens dans tout son être, car il prenait des alimens et ne vomissait plus. Dès le premier jour la douleur devint en peu de jours, absolument nulle et les forces lui permirent de reprendre peu-à-peu ses occupations, sans éprouver trop de fatigue : chaque jour il allait de mieux en mieux et n'a pas éprouvé de récidive après trois ans de guérison.

Madame Allain, place Beauveau, 71, était malade, depuis environ quatre ans, d'une irritation chronique de l'abdomen, de la poitrine et de l'estomac, qui ne lui permettait de digérer que des alimens très-légers et presque liquides; une toux opiniâtre devenait plus forte pendant les digestions, et souvent une fièvre nerveuse la mettait dans un état de souffrance qui la retenait au lit : quatre médecins lui avaient inutilement prodigué leurs soins; elle était dans un état de faiblesse extrême, causée tant par la maladie que par d'abondantes saignées, qui lui avaient été pratiquées : ayant appris l'avantage qu'avaient retiré plusieurs de ses connaissances du traitement par la Médecine-chimique, elle recourut à nos soins et fut guérie en trois semaines. *Pas de récidive après un an de guérison.*

Madame Colson, âgée de 40 ans, rue Plumet, 2, vomissait chaque jour, cinq ou six fois, des matières blanchâtres et gluantes, accompagnées parfois des alimens : elle souffrait de l'estomac et du dos; son ventre était balloné, tendu, il lui était impossible de rester serrée; les matières rendues par bas étaient semblables, pour la grosseur et la dureté, à de petites noisettes; elle avait perdu totalement le sommeil; un abattement et une morosité extrêmes s'étaient emparés d'elle, surtout depuis qu'elle désespérait de sa guérison : ayant vu plusieurs médecins, dont les soins avaient été sans succès, elle avait résolu de ne plus prendre de médicamens et de vivre avec son ennemi, lorsque, encouragée par la guérison rapide de quelques personnes de sa connaissance, qui étaient venues se confier à notre méthode, elle se décida à essayer de ce nouveau mode de traitement, qui arrêta ses vomissemens en deux jours et opéra en quarante jours, sa guérison radicale. *Pas un seul signe de sa maladie, n'a reparu depuis trois ans.*

Madame Dorin, rue de Passy, 41, à Passy, éprouvait, depuis près de vingt ans, une irritation dans tout l'appareil digestif; elle souffrait beaucoup par la présence des vents, et acidités qu'elle rendait avec une extrême difficulté par le haut, et éprouva pendant très-long-temps une ardeur dans la bouche et dans tout le canal de la digestion, qui rendait le passage des alimens très-douloureux et les digestions très-pénibles, un feu ardent, des picotemens insupportables sur la langue. Cette longue maladie l'avait plongée dans un état de maigreur extrême; souvent elle avait des défaillances, et un peu de délire y succédait; elle avait consulté grand nombre de médecins, qui ne lui avaient pas laissé ignorer l'état de gravité dans lequel elle se trouvait : au comble du désespoir, elle nous conjura d'avoir égard à son malheur; le traitement par la chimie est venu apporter, comme dans tant d'autres circonstances semblables, de rapides et prompts bienfaits, car, en quinze jours, l'ardeur de la langue et de la muqueuse digestive était disparu : peu de jours après, les fonctions digestives se sont bien faites; la gaîté, la force et la fraîcheur sont venus bientôt annoncer le rétablissement complet.

Monsieur le docteur,

Ma sœur, qui depuis cinq ans, ne pouvait rien digérer, et qui depuis deux ans gardait le lit, épuisée par un dévoiement et des vomissemens qui se renouvelaient trente fois par jour, a fait usage de vos médicamens; au premier jour de la potion, ses vomissemens se sont arrêtés; nous sommes au dixième jour de traitement, et déjà le pain et la viande sont digérés; le dévoiement est arrêté; veuillez nous faire expédier une autre ordonnance.

Constance Boron, *Sœur de charité, à Limoux.*

M. Bath, rue Saint-Antoine, **112**, éprouvait, depuis quinze ans, à la suite d'un travail assidu et long-temps prolongé, des douleurs au creux de l'estomac et dans le dos, des rapports aigres et venteux, des difficultés dans les digestions, des gonflemens après les repas, la nécessité d'être desserré, envies de vomir; vomissemens, d'abord de glaires, ensuite d'une partie et parfois de la totalité des alimens ingérés; enfin, les forces abandonnèrent M. Bath, et il fut obligé de rester couché pendant trois ans, et la dernière année les vomissemens se renouvelaient souvent vingt fois par jour, et les matières vomies étaient noires comme de la suie délayée dans de l'eau; en vain il avait été traité par dix-huit des premiers médecins de Paris, sa maladie n'en faisait pas moins des progrès, et ses vomissemens étaient si violents et si opiniâtres, qu'aucun médicament n'avait pu les arrêter un seul jour. Désespéré de voir qu'on ne pouvait porter remède à sa maladie, M. Bath s'était résigné à ne plus rien faire, depuis six mois, lorsqu'il apprit que nous pouvions, par la chimie, arrêter les vomissemens, au premier jour de traitement, et rétablir l'estomac le plus désorganisé en moins d'un mois : aussitôt, une lueur d'espoir vint lui apporter un peu de consolation; il rassemble toutes ses forces et se fait transporter dans une voiture, qui le conduit à nos Consultations, où nous lui avons fait procurer le moyen d'arrêter ses vomissemens en un jour, et d'obtenir sa guérison radicale en vingt-et-un jours. Depuis trois ans qu'il est guéri, jamais il n'avait joui d'une aussi bonne santé.

Voici la lettre qu'il écrivait, un an après, à M. le Rédacteur du *Constitutionnel*, pour nous donner une preuve de sa vive reconnaissance :

Monsieur le rédacteur du *Constitutionnel*,

« Permettez-moi de témoigner publiquement ma reconnaissance à M. le docteur de la Médecine-chimique, dont les consultations gratuites sont si salutaires au grand nombre de malades qui, comme moi, ont épuisé leurs forces et leur fortune à suivre, pendant longues années, divers traitemens infructueux. Affecté, depuis quinze ans, d'une gastrite chronique et d'un anévrisme au cœur, qui m'ont retenu pendant trois ans dans mon lit, vomissant vingt fois par jour toute espèce d'alimens et de boissons, j'avais essayé en vain des traitemens divers de dix-huit médecins différens, lorsque, désespéré, je me suis fait transporter dans une faiblesse extrême aux Consultations de la Médecine-chimique, dont les effets ont été si rapides que, dès le premier jour, mes vomissemens ont cessé, et que vingt-et-un jours après, j'ai été à même de pouvoir suspendre tout traitement; depuis un an que je suis guéri, je continue à bien me porter. Plus de vingt personnes de ma connaissance, affectées de maladies chroniques, étonnées de ma guérison si subite, se réjouissent aujourd'hui, comme moi, d'avoir suivi son traitement.

Signé Bath, *rue Saint-Antoine*, 112.

M. Lindonard, rue Regratière, 15, âgé de 26 ans, vomissait, depuis six ans, régulièrement deux ou trois jours par semaine avec des efforts inouis; ces vomissemens se répétaient parfois trente ou quarante fois dans un jour, les jours où il ne vomissait pas, l'estomac était fatigué par les secousses des jours précédens; l'appétit était faible, les digestions difficiles, la maigreur et la faiblesse étaient extrêmes; en vain six médecins très-célèbres de Paris lui avaient donné des soins très-assidus, ses vomissemens n'en continuaient pas moins, lorsque, traité par la chime, nous avons pu lui dire : « Prenez cette potion, à la première cuillerée que vous boirez, vos vomissemens cesseront pour ne plus jamais revenir »; en effet, dès la première cuillerée de potion, les vomissemens ont cessé, et dès ce moment, M. Lindonard a digéré toute espèce d'aliment, sans en être incommodé; ses forces, sa fraîcheur et son embonpoint sont revenus avec la plus grande rapidité.

CHAPITRE IX.

PALES COULEURS,

OU CHLOROSE.

Les symptômes de cette maladie sont : un état de langueur, le teint pâle, digestions irrégulières, battemens de cœur très-forts, quelquefois les jambes sont enflées, difficulté extrême pour monter un escalier, nécessité d'être toujours desserrée de la taille; le temps des règles est arrivé, et elles ne paraissent pas, l'appétit est mauvais et d'un goût bizarre, souvent désir de substances non nutritives, les malades sont capricieuses, et toutes les fonctions de l'économie sont plus ou moins dérangées.

Mlle S..., femme de chambre de madame la comtesse de Manhès, rue Neuve-du-Luxembourg, 7, âgée de 17 ans, était depuis 3 ans, pâle, jaune, sans forces, souffrant dans le dos et dans l'estomac; impossibilité d'être serrée de la taille, flueurs blanches abondantes; la digestion était très-pénible, son cœur battait avec tant de violence, qu'à dix pas on voyait son sein soulevé à chaque battement. Quand elle montait un escalier, elle tombait sans connaissance; sa faiblesse allait toujours croissant, malgré qu'elle eût suivi les traitements de six médecins à Paris, et de trois médecins à Naples. Traitée par la Médecine-chimique, ses douleurs d'estomac et de dos ont été dissipeés au bout de 8 jours; au vingtième jour, ses battements de cœur avaient cessé; au bout de 26 jours ses règles ont paru; ses flueurs blanche, ont cessé; la jaunisse a fait place aux couleurs rosées; la force et la gaîté ont remplacé la faiblesse et la mélancolie. Depuis 26 mois qu'elle a cessé son traitement, elle ne s'était jamais si bien portée.

Mademoiselle Mitouflet, à Vaugirard, 89, avait un teint jaune avec une bouffissure violacée sous les yeux, les lèvres et les gencives étaient pâles, l'haleine était fétide, la malade ne pouvait monter quelques degrés d'un escalier, sans éprouver des palpitations violentes qui la forçaient de s'arrêter, et quelquefois la faisaient tomber sans connaissance, des digestions pénibles; elle était d'une d'une maigreur remarquable. Traitée sans succès par trois médecins, célèbres, elle se soumit à notre traitement; bientôt on vit ses traits charmans se couvrir de nouveau du premier coloris de la santé : après quarante jours de ce traitement, elle obtint sa guérison qui depuis trois ans s'est très-bien soutenue.

Mademoiselle Sauliere, rue du faubourg-St-Honoré, 71, âgée de 17 ans, jusqu'à sa seizième année, avait été extrêmement bien portante : jusqu'alors, elle avait eu le teint frais, le caractère gai et animé; mais vers cette époque, elle devint moins active, ses joues perdirent graduellement leur fraîcheur, des signes de maladie se succédèrent, et ses parens, inquiets, consultèrent vainement sur son état. On nous amena cette jeune personne; elle éprouvait toutes sortes de dérangemens dans la santé, les digestions étaient irrégulières, l'appétit mauvais, des palpitations fréquentes, suivies de syncopes, survenaient assez souvent; elle n'était pas réglée, un écoulement d'un fluide continuel, blanc, floconneux, la gênait beaucoup. Après avoir commencé pendant cinq jours le traitement par la chimie, la maladie a diminué et a été détruite en quinze jours, depuis trois ans, la fraîcheur et la gaîté n'ont cessé de remplacer la tristesse et la mélancolie.

Mademoiselle Prieurre, aux Quatre-Chemins, route de Chantilly, présentait depuis long-temps le teint pâle, la figure bouffie avec un cercle violet autour des yeux, elle éprouvait des inquiétudes, des caprices, des envies de manger des substances non nutritives, la respiration pénible, des lassitudes; enfin, sa santé était considérablement affaiblie, lorsqu'on nous consulta. Ses règles n'avaient jamais paru, seulement elle avait un écoulement blanchâtre : soumise au traitement par la chimie, quelques jours ensuite, l'apparition des règles ayant eu lieu, apporta un bien-être dans toutes les fonctions dérangées de cette demoiselle, et quinze jours après, une entière guérison qui, depuis un an, s'est parfaitement soutenue.

Mademoiselle François, rue Copeau, 5, à Vaugirard, vint nous consulter : son mal consistait dans de fréquentes palpitations, elle était abattue, ne pouvait souffrir le moindre mouvement, n'avait nul appétit, quelquefois des fantaisies bizarres, son visage était tantôt pâle, tantôt livide, une matière épaisse s'amassait continuellement sur les dents et la langue, elle était fatiguée par une toux sèche et quinteuse des lassitudes par tous les membres, mais surtout dans les cuisses, au point de ne pouvoir faire cinquante pas sans s'asseoir, une pesanteur continuelle vers la région de l'estomac elle était d'une faiblesse et d'une maigreur extrême. Les conseils de trois médecins qui l'avaient condamnée poitrinaire, n'avaient apporté aucun bien à sa position; ayant mis notre méthode en pratique, le quarante-cinquième jour du traitement par la chimie, cette malade ayant recouvré la santé, ce fut avec plaisir qu'elle se vit à la veille de mettre de côté les remèdes qui avaient produit un changement aussi salutaire dans sa personne.

Mademoiselle Cordiere, rue de Paris, 145, depuis trois ans, éprouvait constamment un malaise général, des lassitudes dans les membres, la figure et les lèvres pâles, respiration essoufflée par la marche précipitée, palpitations, toux sèche, digestions lentes et mauvaises, nul envie de manger, ou désirs d'alimens de mauvaise digestion, qui étaient rejetés, maigreur extrême. Elle reçut des soins dès le début de sa maladie, sans que son etat ait été marqué d'une moindre amélioration, jusqu'au moment où nous fûmes mandés. Après un mois de notre traitement, nous eûmes la satisfaction d'avoir retabli entièrement cette jeune fille, car l'écoulement des règles si long-temps retenu, avait apparu depuis dix jours, et avait ramené la santé qui n'a cessé de se soutenir toujours très-florissante depuis trois ans.

Mademoiselle G..., âgée de 17 ans, était pâle et sans forces; elle avait depuis deux ans des palpitations de cœur très-fortes, et des douleurs d'estomac et de dos qui l'empêchaient de se serrer la taille; elle mangeait très-peu, se sentait gonflée tout aussitôt, elle *voyait* en petite quantité, et avait beaucoup de fleurs blanches. *Guérie en 11 jours.*

Mademoiselle B. âgée de 19 ans, éprouvait depuis 4 ans des palpitations très-fortes, une toux opiniâtre, des douleurs d'estomac et de dos très-vives qui l'avaient fait condamner à un repos absolu par tous les médecins qui l'avaient traitée par tous les moyens ordinaires sans lui apporter le moindre soulagement. *Guérie en 18 jours.*

Mademoiselle L., âgée de 15 ans, rue Sèvres, éprouvait depuis un an des douleurs vives dans l'estomac et dans le dos, des palpitations de cœur et des coliques de bas-ventre, ses digestions étaient très lentes et très-pénibles; traitée sans succès par trois médecins différens, ses règles sont venues pour la première fois au bout de six jours de traitement *et la guérison a été complète en 15 jours.*

Mademoiselle D., âgée de 19 ans, rue de la Croix, éprouvait depuis 4 ans des douleurs d'estomac et de dos, ses digestions étaient très-lentes et pénibles; elle était pâle et sans forces, des dartres humides se formaient sur toutes les parties de son corps; en vain avait-elle consulté les médecins les plus célèbres, aucun soulagement n'était résulté de tous les traitemens qu'elle avait suivis. *Guérison radicale en 20 jours.*

CHAPITRE X.

MALADIES DU FOIE.

Voici ceux des signes que l'on remarque le plus communément : ce sont, le teint jaune, petite fièvre avec frissons, douleur plus ou moins aigüe à l'épaule, à l'estomac; amaigrissement, quelquefois vomissemens bilieux. Si l'affection est déjà ancienne, les malades éprouvent une douleur peu marquée, sourde, profonde : si on applique la main sur le côté droit de la poitrine,.on en augmente un peu la douleur ; on remarque souvent aussi qui est plus élevée. La maladie peut être lente à parcourir ces différens périodes, mais, pendant cet espace de temps, les malades maigrissent et prennent un teint hâve.

Quant à la jaunisse, cette maladie est caractérisée par la coloration en jaune des yeux et de la peau, par la teinte rouge safranée des urines et la décoloration des matières rendues par les selles; souvent on peut ne la considérer que comme un symptôme ou une complication de quelqu'autre maladie.

M. Cos, jaugeur de l'octroi, barrière du Roule, atteint, depuis quinze ans, d'une obstruction au foie, compliquée d'affection du cœur, qui l'avait mis dans un état continuel de maladie, nous pria de prendre son malheur en considération, les derniers médecins qui le visitaient avaient déclaré qu'il n'avait pas un mois à vivre; ses forces diminuaient à vue d'œil, nous dit-il, depuis qu'il ne faisait plus usage d'alimens; il éprouvait des douleurs tantôt dans l'une, ou tantôt dans l'autre épaule; l'urine était épaisse et d'une couleur rouge un peu jaunâtre, il s'y formait un dépôt noirâtre considérable; le pouls était lent, intermittent; les extrémités des membres inférieurs enflées jusqu'au genou; sa figure était bouffie et son ventre enflé; tout son corps était jaune, son appétit nul et sa faiblesse extrême, au point de ne pouvoir plus sortir de sa chambre. Nous lui prescrivîmes notre traitement par la chimie, qui fut continué environ cinq semaines : il eut le succès le plus heureux; le premier des bons effets fut de rendre au malade la facilité de prendre quelques alimens capables de soutenir ses forces, sans occasioner de grands troubles dans l'économie, de faire cesser la fièvre, d'éclaircir les urines et le teint, et d'arriver à diminuer la maigreur, en ramenant les forces et la santé qui, après un mois de traitement, étaient suffisantes, pour lui permettre de traverser Paris à pied.

Madame R ***, sœur de charité, éprouvait, depuis douze ans, des douleurs dans le creux de l'estomac, dans le côté droit de la poitrine et le dos; une douleur gravatine vers les fausses côtes survint quelques années après le début de la maladie; la fièvre s'alluma et devint habituelle, elle vomissait fréquemment; elle fut soignée par six médecins qui employèrent tout leur talent à détruire ce long état de maladie, mais leurs soins furent sans succès : cependant le mal faisait de rapides progrès lorsqu'on vint nous consulter; le côté droit était tuméfié, la respiration était difficile; bientôt la malade ne put respirer que debout ou sur son séant; elle avait de la toux avec crachats verdâtres. Notre traitement lui fut administré, et la maladie cessa après quinze jours de son usage : dix-sept mois se sont passés depuis qu'elle a cessé son traitement, et elle a constamment joui d'une *entière santé*.

Madame Buyard, hospice de la Salpêtrière, âgée de 41 ans, avait joui d'une bonne santé jusqu'à l'âge de vingt-neuf ans; mais, à cette époque, elle éprouva des dérangemens dans les digestions, des vents, des aigreurs, des coliques et une douleur dans la partie inférieure et droite de la poitrine; elle assura qu'elle avait éprouvé, depuis plusieurs années, à certaines époques où devait paraître la menstruation, des douleurs plus fortes. Une perte étant survenue, elle ne parut plus; deux années s'étaient passées sans que la santé de cette dame fût absolument mauvaise, lorsqu'un dérangement survint : elle éprouva alors des sueurs, du dévoiement, de la toux, des digestions pénibles; tout son extérieur annonçait un état de souffrances continuelles; le teint devint jaune, et parfois après avoir éprouvé une constipation de plusieurs jours, la malade avait des évacuations bilieuses abondantes, précédées de coliques, quelquefois accompagnées de douleurs à l'épaule droite; les urines étaient rouges comme le sang. C'est alors qu'elle nous consulta : dix-huit médecins, dont plusieurs des hôpitaux de Paris, l'avaient traitée sans succès, et, par des traitemens plus ou moins débilitans, l'avaient réduite à une faiblesse telle qu'il lui était rarement permis de sortir de sa chambre; c'est alors qu'ayant reconnu un engorgement sanguin et bilieux, et non une affection qui pût faire craindre un ulcère, nous rattachâmes les causes des souffrances aux dérangemens dans les digestions : nous conseillâmes le traitement par la chimie, qui fut exécuté rigoureusement pendant douze jours et eut le plus heureux effet ; car, pendant ce court espace de temps, la guérison la plus parfaite était arrivée. *Depuis trois ans, elle s'est toujours bien portée*, et a pris considérablement d'embonpoint.

Madame Mortemart, demeurant rue Bourbon-Villeneuve, 16, à la suite d'une suppression prolongée de ses règles, fut attaquée d'une jaunisse ; le blanc de ses yeux était tellement jaune foncé, qu'à peine si on le distinguait de la partie colorée ; les urines étaient rouge-brique, les matières rendues par les selles étaient blanchâtres, le sommeil était interrompu ; elle n'éprouvait jamais le moindre appétit : il est à remarquer que cette malade conservait la même teinte en jaune de la peau, depuis vingt ans qu'elle avait employés inutilement, pendant plusieurs années et à plusieurs reprises, beaucoup de traitemens, et quoiqu'ayant suivi le régime le plus austère : la jaunisse avait toujours résisté ; la force des douleurs dans le côté droit et dans le creux de l'estomac la forçaient à mettre quinze sangsues à l'anus à la fin de chaque mois : ce ne fut qu'après ce laps de temps qu'elle entendit parler de la méthode chimique ; elle se hâta de venir à notre Consultation. Nous lui ordonnâmes le moyen de se débarasser promptement de la teinte jaune de sa peau ; ayant suivi pendant un mois notre traitement, après lequel son teint s'était éclairci et avait pris un tel éclat que les personnes qui la virent alors, eurent de la peine à concevoir comment il avait été possible, en si peu de temps, d'opérer un tel changement et d'amener une personne à une fraîcheur aussi parfaite. *Depuis deux ans, elle n'a plus été obligée d'appliquer des sangsues.*

Madame Broca, quai St-Michel, 1, était atteinte, depuis plus de cinq ans, d'une maladie de foie ; elle était âgée de 40 ans, d'une forte constitution, quoiqu'un peu maigre ; son teint était jaune intense et son côté droit était beaucoup plus élevé que le côté gauche de sa poitrine. La malade avait fait inutilement divers remèdes que dix médecins lui avaient prescrits pour une jaunisse rebelle, nous dit-elle, lorsqu'elle vint nous consulter : nous l'examinâmes ; depuis dix mois elle éprouvait des démangeaisons à la peau, des selles blanchâtres, des vomissemens fréquens de bile d'un vert foncé, et parfois des alimens ingérés ; les urines étaient très-épaisses et rouges : nous vîmes bien que cette jaunisse n'était pas simple, et qu'il y avait obstruction du foie qui occupait une étendue considérable du côté droit et une bonne partie du gauche ; nous administrâmes notre traitement par la chimie à cette malade, espérant parvenir à rétablir la secrétion de la bile qui était interceptée depuis long-temps : ce traitement fut suivi pendant deux mois avec exactitude ; alors ses urines étaient claires et ses selles jaunes ; nous trouvâmes que le foie n'occupait plus qu'un volume ordinaire dans le côté droit ; nous lui conseillâmes de continuer un régime doux, qui facilita ses fonctions à se rétablir parfaitement, en même-temps que ses forces et sa santé augmentaient à vue d'œil : son teint était frais et vermeil ; chacun la disait rajeunie de dix ans. *Depuis deux ans, elle n'a pas eu d'inquiétude de récidive de sa maladie.*

M. Blanpain, maréchal à Rosny-sous-Bois, éprouvait depuis six ans des douleurs vagues dans le côté droit qui peu à peu sont devenues fixes, plus fortes, et se sont propagées à l'épaule droite et aux creux de l'estomac, causant des difficultés dans les digestions, et ensuite des vomissements qui depuis deux ans se renouvelaient dix fois par jour avec des élancements violents dans le côté droit qui était dur, tendu, et sensiblement plus gros que dans l'état normal. La maigreur et la faiblesse étaient extrêmes, au point de lui faire abandonner sa profession. C'est en vain qu'il avait essayé de neuf traitements divers, rien n'avait pu calmer les douleurs et les vomissements, lorsque, désespéré, il est venu passer six mois dans un hôpital de Paris, où, n'ayant éprouvé aucun soulagement, il s'est soumis à notre traitement qui l'a radicalement guéri en trente cinq jours, et depuis cinq ans, il a repris ses occupations ordinaires sans en être nullement incommodé.

M. Goujot (Louis), marinier à Saint-Etienne, près Rouen, éprouvait depuis six ans des douleurs vagues dans le ventre et dans l'estomac qui s'irradièrent bientôt vers le côté droit où elles produisaient des élancements forts et incessants qui répondaient dans l'épaule droite et que compliquaient journellement de violentes coliques qui l'obligeaient souvent à se soustraire à ses occupations et parfois à s'aliter. C'est en vain que sept médecins célèbres avaient tenté de combattre cette cruelle affection dont rien n'avait pu le débarrasser, lorsque, pâle, jaune, faible, le ventre et les jambes enflées, il s'est fait transporter à nos consultations où il a été guéri en 36 jours. Depuis deux ans, il jouit d'une santé parfaite et n'a jamais eu la moindre apparence de récidive de son ancienne maladie.

CHAPITRE XI.

INFLAMMATIONS D'INTESTINS,

DIARRHÉE CHRONIQUE ET DYSSENTERIE.

L'inflammation chronique des intestins (qu'on nomme aussi *entérite chronique*) présente les symptômes suivans : langue et yeux rouges, bouche sèche, sentiment de sensibilité à la région ombilicale, souvent réveillée ou exaspérée par les alimens ou l'exercice, forçant les malades à se courber, mais sans tenesmes. Quelquefois le visage est pâle, l'haleine est fétide ; il y a tuméfaction du ventre, soit à sa partie moyenne, soit à sa partie inférieure ; les douleurs sont variables, souvent insensibles, et ne se fixent dans aucune région.

L'inflammation des intestins appelée *entérite chronique* peut produire cette variété d'inflammation nommée *diarrhée chronique*, laquelle peut aussi débuter chez l'homme bien portant, qui éprouve depuis plus ou moins long-temps un dévoiement, qui a débuté sans sans fièvre, sans douleur, mais l'épuise par sa durée, sans cependant causer aucun désordre dans son économie : ceci est le degré le plus bas de la chronicité ; celui qui précède est cet état dans lequel les personnes sont obligées de cesser les fonctions de leur profession, par l'effet de la débilité et par l'assujétissement pénible qui résultait de la fréquence des selles, état qui peut durer long-temps de cette manière ; alors quelquefois les individus affectés souffrent des douleurs constringentes, le pouls fréquent ; d'autres s'infiltrent peu-à-peu ; l'haleine, la transpiration et les urines sont fétides ; les traits se décomposent, le tein-est terne et les forces tombent rapidement. Pendant la durée d'un dévoiement chronique, les malades éprouvent beaucoup de variations dans la série des symptômes : il peut se présenter un grand nombre de nuances qui lui fait changer de nom ; ainsi, quand la diarrhée devient intense, que les malades éprouvent des coliques, qu'ils ont de la fièvre, c'est ce qui constitue la dyssenterie. Il y a alors tuméfaction du ventre; des envies fréquentes d'aller à la selle, sans que pourtant ces évacuations soient abondantes ; elles ne consistent au contraire qu'en espèces de glaires, de mucosités écumeuses, sanguinolentes, quelquefois mêlées de lambeaux, ressemblant à des portions d'intestins; d'autrefois les matières stercorales sont retenues ou ne sortent que sous la forme de petites boulettes flottantes dans un liquide âcre et mousseux.

M. Brajou, âgé de 69 ans, rue Saint-Louis, 10, était, depuis deux ans, atteint de maladie d'intestins : lorsqu'il nous fit venir, il nous dit qu'il y avait huit mois qu'il pouvait à peine se lever de son lit par l'extrême faiblesse qu'il éprouvait; que ses jambes ne pouvaient plus le soutenir et que son fort embonpoint s'était converti en une maigreur extrême ; qu'aucun des six médecins qu'il avait fait appeler depuis le commencement de sa maladie n'avait pu seulement calmer ses souffrances. Chez ce malade, nous remarquâmes que l'enflure du ventre était extrême, que son corps exhalait une odeur fétide ; il allait fréquemment à la selle, quelquefois quinze fois par jour, et les matières rendues étaient d'une odeur infecte : il n'en avait pas toujours été de même, car il nous rapporta que, pendant les huit premiers mois de sa maladie, il avait un resserrement qui lui faisait éprouver de vives douleurs ; les jambes étaient infiltrées, et les traits du visage décomposés. Après avoir employés pendant quinze jours notre traitement chimique, il se levait, mangeait de tout sans éprouver, comme précédemment, des coliques, et immédiatement après, des selles ; l'enflure des jambes avait disparu. Encore une semaine de traitement, les forces étaient revenues et il a pu se rendre à son château du Bourget, où son rétablissement à été très-prompt. *Depuis trois ans qu'il est guéri*, son corps a repris son embonpoint ordinaire; sa figure, son teint et sa fraîcheur habituelle : jamais il n'a été indisposé depuis.

M. P***, tailleur, rue des Martyrs, avait une inflammation d'intestins depuis huit mois, pour laquelle il avait reçu les soins de huit médecins, qui n'avaient pu le guérir. L'état du malade empirait de jour en jour, et ses forces étaient sur le point de l'abandonner ; lorsque nous le vîmes, il présentait les signes suivans : langue très-rouge et sèche; continuellement sensibilité du ventre, qui était exaspérée par les alimens ; les douleurs étaient variables, tantôt au côté droit, tantôt au gauche ou au bas-ventre ; il était très-constipé; les urines sentaient une odeur infecte, déposaient beaucoup de sédiment rougeâtre au fond du vase ; le teint était terne, plombé. L'emploi du traitement par la chimie, pendant deux mois, a suffi pour faire disparaître entièrement sa maladie et apporter au malade *sa santé,* objet de son seul désir.

Madame Simedar, boulevard Fontainebleau, 19, banlieu, âgée de 36 ans, souvent indisposée depuis deux ans, éprouvait depuis six mois, des coliques très-vives, qui ne lui laissaient de repos ni jour ni nuit ; son ventre était toujours gonflé ; elle ne pouvait rien digérer, elle vomissait tout ce qu'elle prenait : l'eau sucrée etait devenue son unique nourriture. Elle fut traitée successivement par quatre médecins, sans qu'ils eussent obtenu le moindre succès. Elle était condamnée à mourir, lorsqu'elle a suivi notre traitement, qui l'a guérie en un mois. *Depuis trois ans que sa guérison est obtenue, elle n'a plus ressenti la moindre colique ni éprouvé la moindre envie de vomir.*

Madame Chapizeau, rue Saint-Lambert, 21, à Vaugirard, était atteinte, depuis un an, de coliques extrêmement violentes, de gonflement de ventre, accompagnés de vomissemens, de fréquence des selles qui l'empêchaient de goutter le moindre repos ni le jour ni la nuit ; aucun aliment ne pouvait être digéré ; le visage était plombé, sa maigreur et sa faiblesse étaient extrêmes. Traitée pendant six mois dans les hôpitaux de Paris, elle en sortit dans la crainte d'y mourir si elle y restait plus long-temps : c'est alors qu'elle eut recours à nous; ce ne fut pas en vain, car, par notre traitement, elle obtint sa *guérison radicale en vingt-cinq jours,* qui depuis sept ans s'est parfaitement soutenue.

Madame Drague, lingère, avenue de Neuilly, 75, à la suite d'une couche laborieuse, fut atteinte de douleurs extrêmement aiguës dans le ventre, qui était très-gonflé et très-sensible; constipation opiniâtre, tenesmes, visage décomposé, désordre dans toutes les fonctions de l'économie, fièvre ardente, peau brûlante et sèche. Trois médecins, qui s'étaient réunis, à cause de la gravité de la maladie pour la traiter ensemble, avaient pronostiqué qu'elle ne passerait pas la nuit, lorsque nous fûmes consultés pour lui administrer, comme dernière ressource, notre traitement par la chimie, et ce ne fut pas sans surprise de la part de ces messieurs qu'elle leur apparut le lendemain dans un calme complet, presque sans fièvre, et dans un état voisin de la guérison, dont ils ne pouvaient se rendre compte qu'après avoir appris qu'elle devait ce bien-être à l'effet du traitement chimique qui lui avait été administré à leur insu, puisqu'ils l'avaient condamnée, et qu'il n'y avait pas de temps à perdre.

M. G***, rue Grange-aux-Belles, travaillant dans les métaux, depuis long-temps éprouvait des douleurs de ventre sourdes et passagères; il allait toujours difficilement à la selle et avec des douleurs excessivement vives au nombril; toujours le ventre était sensible; quelquefois il avait des nausées, moins souvent des vomissemens; parfois il lui survenait des tremblemens, même des convulsions, et parfois des accès de folie, après lesquels il éprouvait un engourdissement, une gêne dans les mouvemens de ses membres, qui lui faisait craindre une paralysie, qu'il croyait devoir prévenir en prenant le sage parti de quitter son état. Le traitement par la chimie lui a été administré; vingt-deux jours après tout dérangement dans les fonctions avait cessé par l'absence de tous les symptômes ci-dessus décrits. *Il n'y a pas eu de récidive depuis dix-huit mois qu'il a été guéri,* malgré qu'il ait continué son état.

Madame Lécuyer, petite rue Taranne, 8, éprouvait, depuis seize ans, des douleurs de ventre, d'abord passagères et de peu de durée, mais qui prirent peu-à-peu un caractère de gravité qui déboutèrent les praticiens même les plus expérimentés. Vingt-sept médecins furent consultés, et leur traitement, mis à exécution tour-à-tour avec la plus grande exactitude, n'apporta aucun soulagement à une maladie devenue si cruelle, qu'elle retint la malade vingt mois dans les hôpitaux et deux ans dans son lit, le ventre tendu, gonflé outre mesure, d'une grande sensibilité, accompagné d'étouffemens, et de vomissemens qui se renouvelaient dix ou quinze fois par jour. Depuis quelques mois, la malade ne pouvait à peine supporter que de l'eau sucrée sans vomir, aussi sa faiblesse et sa maigreur étaient extrêmes; peu confiante dans la possibilité de sa guérison, son dernier médecin lui avait fait délivrer un bulletin d'incurable pour entrer à la Salpêtrière; mais la maladie, par ce dernier traitement, fit tant de progrès, que sa faiblesse l'empêcha de s'y rendre, et déjà trois fois elle avait reçu l'extrême-onction, lorsque, mourante, elle se fit transporter à nos Consultations. d'avance persuadés de la facilité que nous aurions à triompher de sa maladie, nous n'avons pas craint de lui assurer sa guérison dès les premiers jours de traitement: en effet, ses vomissemens et le gonflement de son ventre furent aussitôt dissipés, et, trois jours après, M. l'abbé Oudard, vicaire à l'abbaye Saint-Germain, qui lui avait prodigué de si douces consolations, osant ce jour-là à peine entrer, craignant de trouver sa malade morte, fut tout étonné de la voir levée et mangeant une assiettée de soupe. Neuf jours aprés, elle venait à la Consultation, appuyée sur un bâton, et le dix-neuviéme jour du traitement elle rendait ses visites à pied, parcourant tous les quartiers de Paris et acceptant des alimens là où on lui en offrait, sans crainte d'en être incommodée. *Depuis quatre ans que sa guérison est obtenue, elle n'a cessé de jouir de la santé la plus florissante.*

Pénétrée de la plus vive reconnaissance pour une *guérison si miraculeuse,* madame Lécuyer a voulu nous exprimer ses remerciemens par la lettre suivante, qu'elle a adressée à M. le Rédacteur de la *Gazette de France.*

« Monsieur le Rédacteur de la *Gazette,*

« J'étais affectée, depuis seize ans, d'une gastrite chronique et d'une hydropisie du ventre, pour laquelle on voulait me faire la ponction : j'ai suivi les traitemens divers de vingt-sept médecins différens ; je suis restée vingt mois dans les hôpitaux et deux ans dans mon lit, où l'on m'a délivré un certificat d'incurable pour me rendre à la Salpêtrière ; mais la maladie faisant toujours des progrès, au lieu de la Salpêtrière, j'avais reçu trois fois l'extrême-onction, lorsqu'on m'a apportée mourante aux Consultations gratuites de la Médecine-chimique, où M. le docteur m'a dit : *Votre maladie ne tient qu'à un fil, je vais couper ce fil et vous rendre à la santé.* Effectivement, dès les premiers jours de traitement, j'ai éprouvé une si douce chaleur circuler dans mon corps, que je me suis sentie renaître à une autre vie ; aussitôt, je me suis levé, j'ai marché, j'ai demandé à manger ; trois jours après, M. Oudar, vicaire à l'abbaye Saint-Germain qui m'avait assisté de ses conseils et de sa bourse, m'a trouvé, avec le plus grand étonnement, levée et mangeant une assiettée de soupe, moi qui, depuis huit mois, ne pouvais avaler même de l'eau sucrée sans vomir ; neuf jours après, je suis allée à la Consultation, appuyée sur un bâton, et après dix-neuf jours de traitement, je mangeais toute espèce d'aliment et parcourais à pied tous les quartiers de Paris.

« Femme Lécuyer, *petite rue Taranne,* 8. »

Madame Chemineau nous consulta pour son enfant, âgé de treize mois, qui avait le ventre gonflé, sensible au toucher, au travers les parois duquel on distinguait les boyaux : selles liquides et fétides., très-fréquentes ; pâleur de la face et amaigrissement général ; la peau sèche et aride ; figure ridée. Trois médecins qui avaient été consultés, n'ayant obtenu aucun bien des traitemens qui avaient été indiqués, on eut recours à la méthode par la chimie, qui a *rétabli entièrement, en quinze jours, le petit malade.*

CHAPITRE XII.

VERS INTESTINAUX,

TÆNIA OU VER SOLITAIRE.

Voici à-peu-près les symptômes auxquels on peut reconnaître la présence des vers dans le corps humain :

Le malade éprouve des dégoûts, des aigreurs d'estomac, des nausées, des vomissemens, des borborygmes, des coliques, quelquefois diarrhée. Un signe infaillible, c'est la dilatation de la pupille de l'œil, odeur aigre de l'haleine, pâleur du visage. A la plupart de ces symptômes on remarque, chez les individus atteints du tænia ou ver solitaire, les suivans : désordres nerveux, étourdissemens, vertiges, grincemens de dents pendant le sommeil, faim vorace, douleurs de picottemens; alternatives de soulèvement, d'abaissement et d'ondulation du ventre; amaigrissement.

M. Jácob, boulevard Mont-Parnasse, 39, éprouvait, depuis un an, des tiraillemens d'estomac, des coliques passagères, des renvois acides; après les repas, son ventre était tendu; il éprouvait parfois une fausse faim; la constipation était opiniâtre : il s'était aperçu, depuis quelques jours, que dans ses selles il se rencontrait des fragmens d'un ver plat et large d'un centimètre environ. Ayant été témoin de la facilité avec laquelle j'avais débarrassé de ce ver M. Bompar, avocat à Clermont, il n'a pas hésité à venir nous consulter, et *trois jours après, il avait rendu un ver solitaire d'un mètre et demi de long.*

Madame Lahaye, rue de Sèvres, 126, depuis plusieurs années avait une santé chancelante : elle se plaignait d'éructations continuelles, d'éprouver souvent une faim vorace, puis après des coliques avec sentiment de piqûre dans le ventre; toujours de la constipation et des étourdissemens. Elle avait consulté plusieurs médecins, qui ne virent dans cette maladie qu'une affection des voies digestives. Cependant la malade souffrait de plus en plus; elle nous choisit pour recevoir de nouveaux soins : elle paraissait éprouver de temps en temps des tremblemens nerveux des membres; exhalait par la bouche une odeur aigre très-prononcée; la pâleur du visage et la maigreur étaient extrêmes. Nous mîmes en pratique notre méthode : nous ne fûmes pas long-temps sans en voir résulter des effets satisfaisans, car six heures après, la malade rendit le *ver solitaire*, objet unique de tous ses maux, et, douze jours ensuite, son corps avait déjà une réplétion considérable.

Madame Souris, boulevard de l'Hôpital, 20, éprouvait, depuis dix ans, lorsqu'elle vint nous trouver, un dérangement dans sa santé : souvent elle avait des aigreurs d'estomac, des digestions pénibles, quelquefois de vives coliques. Depuis une année, chaque mois apportait de l'intensité dans le malaise continuel qu'elle ressentait, avec augmentation plus prononcée de signes de maladie : c'étaient des désordres nerveux, de l'oppression, des vertiges, des picottemens et des mouvemens d'élévation et d'abaissement du ventre; la pâleur du teint était remarquable. Après avoir suivi les conseils de neuf médecins, on doit penser qu'aucun remède connu ne fut négligé, et malgré cette variété de traitemens, la maladie, toujours croissante, ne disparut complètement que sous l'influence de notre traitement chimique bien court, puisque six heures après son administration il provoqua l'expulsion, par les selles, de deux vers plats très-longs, après laquelle tous symptômes de maladie cessèrent, et amena immédiatement *la guérison*.

M. Victor, menuisier, demeurant rue de Sèvres, 128, ne jouissait pas depuis longtemps d'une bonne santé; il éprouvait continnellement un malaise général, une anxiété presque continuelle, des vertiges, une odeur fétide de l'haleine; de temps en temps un appétit insatiable et des mouvemens nerveux, soit dans un bras, soit dans une jambe, souvent des coliques et des mouvemens dans le ventre, qui était quelquefois très-gonflé, puis très-plat; le teint était pâle. Appelé pour donner des soins à ce malade, qui n'avait pas été sans beaucoup employer de remèdes depuis le commencement de sa maladie, nous le soumîmes au traitement chimique : le quatrième jour, il rendit un ver de plusieurs pieds de long; dès ce moment, *le malaise cessa, et tous les symptômes de maladie disparurent en même temps*.

M. Wanof, demeurant rue des Prêcheurs, 8, nous consulta pour son jeune enfant, âgé de cinq ans, qui depuis quatre à cinq mois était continuellement souffrant; il se plaignait de douleurs dans le ventre, principalement au nombril; il allait trois à quatre fois par jour à la selle, avait peu d'appétit ou était pris d'une faim vorace; la pupille était très-dilatée; il éprouvait des démangeaisons fréquentes au bout du nez. Le traitement par la chimie lui fut administré : trois jours après les premières doses, qui ne furent pas prises exactement comme nous l'avions prescrit, vu l'indocilité du petit malade, il rendit par les selles et par la bouche une grande quantité de vers longs et ronds, seule cause de sa maladie. *Deux jours ensuite, il ne se ressouvenait plus,* nous dit-il, *de ce qu'il avait éprouvé, puisqu'il se portait bien.*

Mademoiselle Lefort (rentière), rue des Boucheries, 63, éprouvait, dix ans, tous les symptômes d'une gastrite chronique; elle avait eu constamment des envies de vomir, des vomissemens; la bouche toujours pâteuse, des tiraillemens d'estomac, le ventre ballonné; souvent une chaleur générale, incommode; la peau terne; des momens de tristesse, à laquelle succédait des attaques de nerfs plus ou moins prolongées. Après avoir épuisé tous les traitemens des divers médecins qu'elle avait consultés sans obtenir d'amélioration, elle passa trois ans dans divers hôpitaux de Paris, où n'ayant trouvé aucun soulagement, et se trouvant dans un état dont elle croyait ne jamais sortir, elle vint réclamer notre assistance. Le traitement par la chimie lui fut administré : le troisième jours après, mademoiselle Lefort prit une potion qui, à la troisième cuillerée, lui fit rendre par le nez un ver solitaire vivant, de deux mètres de long, cause principale de tous ses maux. *Quelques jours suffirent pour la ramener à un état parfait de guérison.*

Mademoiselle Liset, âgée de trois ans, rue Sainte-Placide, 18, se plaignait fréquemment de coliques, éprouvait parfois des vomissemens, tantôt de la constipation et tantôt du dévoiement; le creux de l'estomac était toujours sensible, au point de ne pouvoir rester serrée dans ses vêtemens; elle demandait toujours à manger et maigrissait en proportion de la nourriture qu'elle prenait. Tous ces indices nous ayant fait présumer la présence d'un ver solitaire, nous lui fîmes préparer une potion pour le détruire, et quatre heures après, il était rendu vivant. *Depuis ce moment, la malade a pris de l'embonpoint et des couleurs fraîches et vermeilles.*

M. Bompart, avocat à Clermont, éprouvait depuis trois mois de la gêne dans ses digestions, de fréquentes envies de manger, des gonflements après le repas; il ne pouvait rester serré à l'épigastre : en vain, il avait suivi plusieurs traitements pour sortir de ce pénible état, sa maladie faisait toujours des progrès, au point qu'il vomissait souvent après ses repas et maigrissait rapidement. S'étant alors soumis au traitement par la chimie, il rendit en cinq heures un ver solitaire de trois mètres, de long et sa guérison fut radicale.

Depuis 1837, 103 personnes se sont présentées affectées de vers solitaires qui ont été rendus tout entiers en moins de six heures, et, depuis ce temps, la santé la plus florissante a succédé aux souffrances les plus aiguës dont chacune de ces personnes était minée depuis longues années.

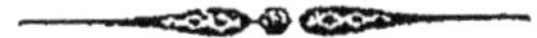

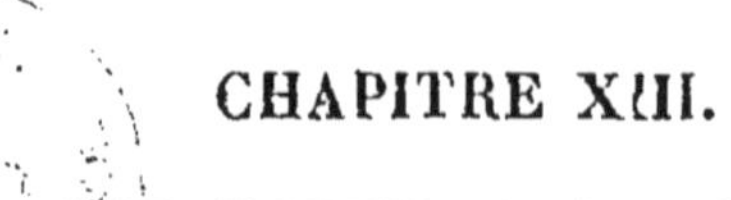

CHAPITRE XIII.

DE L'HYDROPISIE.

L'hydropisie est générale, c'est-à-dire affectant l'universalité; ou partielle, c'est-à-dire n'affectant que quelques parties.

L'hydropisie générale commence ordinairement par les parties inférieures, par l'enflure ou l'œdème des pieds, gagnant peu-à-peu toute l'étendue du corps : la peau est blanche, moins chaude que dans l'état de santé, et y conservant long-temps l'empreinte des doigts.

Les signes de l'hydropisie qui a son siège dans la cavité du ventre sont : une enflure plus ou moins grande de l'abdomen, selon la quantité de fluide épanché ; malgré cela, le ventre conserve la forme régulière : il y a fluctuation d'un liquide facile à sentir.

A l'hydropisie partielle peuvent se rattacher aussi tous les symptômes de l'hyropisie générale.

Madame Léger, âgée de 40 ans, propriétaire du Grand Restaurant de Romainville, à Romainville, était hydropique depuis un an ; la sérosité s'était portée dans les jambes et le ventre; sa figure était boursouflée, pâle et luisante; les lèvres décolorées ; lorsqu'on appuyait le doigt sur une des parties affectées, l'empreinte en était long-temps conservée ; soif continulle; urines chargées, troubles, et en bien moins grande quantité que les boissons ingérées : le moral était affecté ; la pensée de la mort se présentait sans cesse à l'esprit de la patiente ; sommeil troublé par des rêves affreux; palpitations fortes et fréquentes. Cette affection avait résisté à plusieurs tritemens ordonnés par des médecins, mais ce fut à la Médecine-chimique que la malade dût sa guérison, qui fut complète après un mois de notre traitement. *Pas de récidive après deux ans.*

M. Coriol, cocher de coucous, boulevard Mont-Parnasse, était atteint d'une hydropisie depuis cinq ans, survenue à la suite d'une fièvre. Les médecins qu'il consulta lui prescrivirent des traitemens qui ne produisirent aucun résultat avantageux à sa position. L'enflure se manifesta aux pieds, aux jambes, aux cuisses, aux mains, au visage. La faiblesse du malade était grande ; persuadé que la médecine était impuissante à ses maux, il ne voulait plus rien prendre : son épouse, affligée de sa situation, lui parla de la Médecine-chimique, et le conjura d'en essayer, lui ayant représenté que ce mode de traitement ne pouvait pas lui faire plus de mal que ceux qu'il avait employés, qu'au surplus elle avait entendu dire que c'était vraiment une méthode qui opérait des cures merveilleuses. Il se décida à suivre ce conseil, et fit usage de notre traitement pendant un mois ; dans ce court espace de temps, il ne s'est pas passé un seul jour sans qu'il ait éprouvé un mieux sensible ; puis la guérison complète s'ensuivit, et, depuis quatre ans, il n'a plus eu *de récidive.*

Madame Baptiste, blanchisseuse, rue de Sèvres, 163, par suite de son temps critique était toujours dans un état de malaise continuel, accompagné de toux, de battemens de cœur forts et violens, de difficultés dans les digestions, de grande sensibilité dans le ventre, compliquée par intervalles d'un dévoiement fétide, après la disparition duquel les jambes, les cuisses et le ventre étaient devenu enflés ; lorsque l'on pressait l'une de ces parties avec le doigt, il en conservait une profonde empreinte ; la peau était constamment froide. Le chagrin s'était emparé de la malade au point de désirer sa fin. Après avoir suivi, pendant huit mois, les conseils de divers médecins, et avoir passé quatre mois dans les hôpitaux, d'où elle sortit comme elle était entrée, elle nous pria de nous intéresser à sa triste position. Nous l'avons soigné à notre tour, et, dès les premiers jours de notre traitement, les eaux prirent un cours si rapide par les selles et par les urines que, n'ayant plus le temps de sortir de son lit, deux matelas et une paillasse en furent traversés en quelques heures, et toute la chambre en fut inondée. Le lendemain, elle s'est levée faible, maigre et décharnée, mais dans une joie extrême de se voir ainsi débarrassée d'un si cruel ennemi.

Madame Sellier, rue du Moulinet, 19, barrière Fontainebleau, âgée de 62 ans, était affectée, depuis dix ans, d'un anévrisme au cœur qui, après avoir résisté à divers traitemens, s'est compliqué d'une hydropisie générale qui avait rendu le ventre et les membres d'une grosseur monstrueuse. Depuis un mois, il lui prenait des crises d'étouffement qui duraient quatre ou cinq heures et, devenant tous les jours plus fortes, faisaient dire à son dernier médecin qu'elle n'avait pas quatre jours à vivre, lorsque, traitée par la Médecine-chimique, elle a vu partir toutes ses eaux en huit jours. Son médecin, étonné d'une guérison si subite, est venu auprès de la convalescente passer une demi-heure à la questionner sur sa miraculeuse délivrance. *Pas de récidive après un an.*

M. Chauvin, chez M. Ducros, rue Blomet, 22, à Vaugirard, était atteint, depuis un an, d'une hydropisie qui donnait à son corps trois fois son volume ordinaire. Ses membres étaient infiltrés d'une grosseur démesurée; lorsqu'on les pressait des doigts, ils en conservaient long-temps l'impression; le cœur battait avec force; l'oppression était grande, au point de faire craindre à chaque instant la suffocation du malade. Depuis six mois, il ne sortait de son lit que pour rester quelques heures dans un fauteuil; tous les traitemens conseillés par trois médecins différens furent sans succès, mais la Médecine-chimique a fait partir toutes ses eaux en huit jours; ses palpitations de cœur se sont dissipées en quinze jours, et sa *guérison radicale* était obtenue au vingtième jour. *Depuis deux ans il s'est toujours bien porté et n'a plus eu la moindre apparence de récidive.*

M. Margol fils, rue de Sèvres, 126, âgé de 8 ans, éprouvait depuis un an des battemens de cœur forts et violens, que l'on distinguait à distance soulevant les parois de la poitrine. On remarquait assez souvent que ses chevilles étaient enflées le soir; mais dans la nuit cette enflure se dissipait. Peu à peu la maladie ayant pris un caractère de gravité. tout le corps s'est infiltré d'eau et est devenu d'une grosseur demesuré, au point de le retenir au lit avec des étouffemens et avec des douleurs vives dans le ventre et dans le cœur. Tous les traitemens employés avec soin n'ayant eu aucun résultat avantageux, on ne voyait plus de ressources que dans la ponction, lorsque le traitement par la chimie ayant été adminístré, les eaux partirent avec une rapidité telle qu'au bout de huit jours le jeune malade en était entièrement débarrassé; 26 jours ont suffi non-seulement pour le guérir, mais encore pour le mettre à l'abri d'une récidive qui, depuis sept ans, n'a donné aucun signe apparent de tendance vers cette cruelle affection.

M. Taupin, sous-chef de bureau à la préfecture de Versailles, éprouvait depuis six ans de l'oppression, de la gêne dans ses digestions, des battemens de cœur forts et violens, accompagnés de toux, d'expectoration abondantes, qui finirent par se compliquer de frisons, de sueurs, d'infiltration séreuse des jambes, des cuisses et du ventre, qui après avoir résisté au traitement de trois médecins célèbres l'avait retenu deux mois sans sortir, et l'avait fait condamner à une mort prochaine et inévitable, lorsque ne pouvant plus faire trente pas sans s'asseoir, il se soumit à notre traitement, qui l'a guéri en 36 jours.

CHAPITRE XIV.

MALADIES DE LA VESSIE.

CATHARRHE, RÉTENTION, GRAVELLE.

Les signes du catarrhe de la vessie, qui est presque toujours chronique dès son début, sont : douleur presque nulle, urine blanche, trouble, glaireuse ; on éprouve un sentiment d'embarras et de pesanteur au bas-ventre ; l'éjection de l'urine est pénible. Cette affection a quelquefois des redoublemens à des époques irrégulières ; alors la douleur se fait sentir à la vessie et à l'extrémité du gland, lors de l'émission de l'urine ; tension du bas-ventre ; urine de couleur variée, répandant une odeur ammoniacale, déposant une mucosité grisâtre, qui se colle aux parois du vase et forme un sédiment abondant ; le malade perd le sommeil ; si la vessie n'est pas trop désorganisée, la maladie redevient à son état chronique, et présente de nouveau les symptômes premièrement décrits.

M. Beritot, ex sergent-major des vétérans, rue Rousselet, 5, âgé de 55 ans, nous consulta pour une affection de la vessie de laquelle il était atteint depuis dix années ; ses urines déposaient une humeur blanchâtre, tenace au fond du vase, qui tombait en masse en filant comme du mucilage. Il avait souvent été sujet, pendant sa vie, à des boutons à la partie supérieure des cuisses que, plusieurs fois, on lui avait fait disparaître ; c'est un an après la disparution complète de ses boutons qu'il ressentit une douleur à la vessie avec difficulté d'uriner ; il rendit des urines troubles qui déposèrent une matière glaireuse : il employa, depuis la manifestation des symptômes d'affection, beaucoup de médicamens ; mais il n'en était pas plus avancé, car, lorsqu'il vint nous trouver, il se plaignait que son incommodité était plus grande que jamais. Nous examinâmes ses urines ; elles étaient rougeâtres, elles déposaient abondamment : il nous dit aussi qu'il souffrait fréquemment d'hémorrhoïdes chroniques, qui bordaient l'anus et rendaient quelquefois du sang et d'autres fois une humeur puriforme. Nous lui ordonnâmes un traitement selon notre méthode ;

il éprouva, en quatre jours, beaucoup de soulagement, au point que, se croyant guéri, il ne revint que forcément deux mois après; alors il reprit son traitement pendant cinq semaines, qu'il continua avec régularité pendant vingt-huit jours; dès-lors il avait atteint sa parfaite guérison. *Depuis cinq ans, il n'a plus ressenti la moindre douleur du côté de la vessie.*

M. Durrieux, homme de lettres, rue de Sèvres, 94, était atteint, depuis plusieurs années, de douleurs aigües et passagères ressenties à la vessie et à l'extrémité de l'urètre, accompagnées d'un besoin continuel d'uriner, qui se prolongeait pendant quelques instans après l'émission des urines. Ces signes étaient accompagnés par intervalles d'envies très-prononcées d'aller à la selle, de douleurs dans les testicules; les urines étaient claires et chargées de graviers, qui, avec le temps, furent remplacés par des calculs ou pierres qui étaient quelquefois de la grosseur de petites noisettes, et dont la sortie éprouvait de grands obstacles, et étaient précédés par des douleurs violentes de reins. Deux fois nous avons été appelés à broyer ces calculs dans le canal de l'urètre, leur volume ne leur ayant permis d'avancer plus avant : notre traitement fut indiqué à ce malade, qui le suivit pendant six semaines, après lesquelles toutes les douleurs qui avaient été calmées instantanément, ont entièrement disparu avec les autres symptômes de la maladie. *Depuis deux ans il ne rend plus ni graviers ni calculs*

M. F***, homme de lettres et avocat, vint nous trouver pour une rétention d'urine, qui parut causée par un rétrécissement : on avait tenté de sonder le malade et on y avait réussi à grand peine; alors il employait ce moyen qui lui était très-douloureux : lorsque nous le vîmes pour la première fois, il urinait goutte à goutte; il nous demanda si nous ne pouvions pas lui éviter la sonde qu'il abhorrait. Après avoir pris connaissance du degré de l'affection du malade, nous lui donnâmes de l'espérance; le traitement chimique lui fut administré : douze heures après, il commença à uriner en plus grande quantité et volontairement; vers le troisième jour, ce malade ne se servait plus de sonde, et, le vingtième, l'action de la vessie s'était parfaitement rétablie, et tout souvenir de douleur était effacé de l'idée du malade.

M. M***, propriétaire au Palais-Royal, âgé de 53 ans, était sujet à des difficultés d'uriner, causées par des rétrécissemens dans l'urètre qui, depuis trois ans, s'étaient compliqués d'un écoulement verdâtre abondant; les urines étaient glaireuses, et causaient de vives douleurs en passant goutte à goutte le long du canal ulcéré et rétréci. Il vint nous consulter pour remédier à ses souffrances qui s'agravaient, depuis plusieurs mois, en urinant, et étaient accompagnées de tenesme s'étendant vers l'anus, et lui faisaient faire des efforts comme pour aller à la selle. Plusieurs médecins lui avaient conseillé divers moyens dont il avait fait usage si long-temps sans résultats heureux : nous l'engageâmes à substituer à ces moyens insuffisans pour le guérir le traitement chimique ; il le suivit pendant deux mois, après lesquels il n'avait plus de difficulté d'uriner, et ne se ressentait point de ses autres incommodités, pas plus que de l'écoulement qui était disparu au quinzième jour pour ne plus reparaître, *depuis trois ans que la guérison en est obtenue.*

M. Rey, négociant, rue Plumet, 8, éprouvait depuis douze ans un catharre de poitrine et de vessie qui le fatiguaient beaucoup, et lorsque le sang se portait sur l'une ou l'autre de ces régions, il en souffrait horriblement, et souvent des glaires étaient suivies d'hémorrhagie abondante. L'urine était toujours chargée d'un sédiment rougeâtre et parfois de petits graviers de la grosseur d'un pois qui, par leur passage dans les uretères et dans le canal de l'urètre, causaient de vives douleurs et arrêtait parfois le cours des urines. En vain M. Rey avait suivi neuf traitements divers, sans se débarrasser de ces deux cruelles affections. La chimie seule a pu triompher. La toux et l'oppression ont cessé, et la vessie ne fournit plus ni glaires ni calculs, accompagnant les urines.

M. Leheu, rue de la Roquette, 30, éprouvait depuis long-temps une grande gêne dans l'émission des urines ; et c'est surtout après le moindre écart de régime que les douleurs devenaient plus fortes dans le bas-ventre et le long du canal de l'urètre, surtout pendant le passage des urines, qui toujours étaient accompagnées d'une secrétion muqueuse opaline qui jetait le désespoir dans l'esprit du malade en voyant que sept médecins avaient échoué dans le traitement de cette affection ; mais il fut bientôt rassuré par la chimie qui, en 20 jours, l'avait radicalement guéri. *Pas de récidive après deux ans.*

Madame Jean, rue de l'Ecole, 12, certifie que la Médecine-chimique l'a guérie en trois jours d'une *perte de sang* qui avait résisté 15 mois à tout espèce de *traitemens.*

Je puis citer plus de 150 guérisons radicales de *maladies de vessie réputées incurables* qui depuis longues années n'ont eu aucune apparence de récidive.

CHAPITRE XV.

ULCÈRE, SQUIRRHE

DE LA MATRICE.

Voici quels en sont les symptômes : la femme éprouve un sentiment de gêne, de pesanteur et de douleur dans le bas-ventre ; le cours des règles est irrégulier ou interrompu ; il y a quelquefois difficulté d'uriner ; douleurs sourdes dans les hanches, dans les aînes et les cuisses ; écoulement blanc, muqueux ou sanguignolent ; élancemens plus ou moins fréquens dans la matrice ; les seins sont parfois gonflés ; à mesure que l'irritation fait des progrès, les tissus se désorganisent et fournissent un écoulement plus abondant et plus fétide, contenant des caillots de sang ou des tissus en putrilages ; alors les fonctions digestives sont troublées et presque nulles, l'embonpoint disparaît, la peau est d'un jaune sale, molle ; enfin tout annonce une profonde altération dans la constitution entière du malade.

Madame Olivier, âgée de 30 ans, éprouvait depuis trois ans, des flueurs blanches qui, étant devenues de plus en plus abondantes, se sont compliquées de pertes de sang très-fréquentes et de douleurs assez vives dans le bas-ventre, dans les reins, les cuisses et l'anus. Après avoir été traitée sans succès par trois médecins, elle est entrée dans un hôpital de Paris, où, après un mûr examen, on lui a proposé un bulletin d'incurable pour entrer à l'hospice de la Salpêtrière. Traitée par la Médecine-chimique, *guérison radicale en quarante jours*. Depuis seize mois qu'elle est *guérie, point de récidive.*

Madame Roulier, Petite rue Verte, 10, âgée de 49 ans, était affectée depuis vingt-six mois, d'une perte de sang qui, par le moindre exercice, devenait très-abondante et acquérait une odeur fétide ; des douleurs parfois très-vives se faisaient sentir dans le bas-ventre, l'anus, les reins et les cuisses qui, minant journellement ses forces, l'avaient réduite à une faiblesse extrême, malgré les soins de six médecins et d'un séjour de deux mois dans un hôpital de Paris, lorsque, traitée par la Médecine-chimique, *elle a été guérie en dix-neuf jours.*

Madame Cécile Charnot, rue de Sèvres, 14, à Vaugirard, âgée de 36 ans, était malade depuis trois ans; depuis cette époque, elle avait des flueurs blanches qui, étant devenues de plus en plus abondantes, contenaient ensuite des caillots de sang qui lui occasionaient de la douleur dans le bas-ventre, dans les aînes et l'anus; elle éprouvait même de la difficulté d'uriner. Soignée long-temps par trois médecins qui, n'obtenant aucun changement dans son affection, lui firent prendre la résolution de se faire admettre dans un des hôpitaux de Paris, où on lui proposa un bulletin d'incurable pour entrer à l'hospice de la Salpêtrière; dans ces entrefaites, la maladie avait fait des progrès; les élancemens dans la matrice étaient beaucoup plus fréquens et encore plus douloureux; l'écoulement avait pris un caractère de putridité et les forces baissaient considérablement, lorsque la malade s'abandonna entièrement à nous. L'usage qu'elle fit de notre traitement pendant quarante jours a été suivi du succès le plus complet; nous avons même été étonnés de la promptitude avec laquelle la guérison de cette malade était arrivée. *Depuis trois ans cette affection n'a plus eu la moindre apparence de récidive.*

Madame ***, à l'Imprimerie Royale, depuis plusieurs mois éprouvait des pertes assez fréquentes, qui d'abord passèrent sans causer le moindre dérangement dans la santé de cette dame; mais plus tard, à la suite de ces hémorrhagies utérines, elle ressentait des douleurs extrêmement vives; les pertes revinrent plus considérables dans ces derniers mois, et, lorsqu'on nous consulta, nous remarquâmes qu'il s'était formé à la matrice un peu d'engorgement et un large ulcère du col de l'utérus saignant avec la plus grande facilité, qui devaient nécessairement déranger ses fonctions; toutes les parties environnantes exhalaient une odeur putride, une très-grande sensibilité; il y avait un écoulement de matière séreuse-blanchâtre, qui produisait avec la douleur constante un état d'amaigrissement et de faiblesse extrêmes. Notre traitement par la Chimie a eu pour résultat de rendre d'abord la matrice insensible, ce qui rendait alors l'existence de la malade tranquille : un mois après, par l'administration suivie et régulière du même traitement, nous avons atteint la cure radicale de la maladie qui, *depuis deux ans, n'a pas eu la moindre apparence de récidive.*

Madame H*** était affectée, depuis plusieurs années, d'un ulcère de la matrice, duquel elle souffrait continuellement, et d'où s'échappait une matière purulente et âcre d'un jaune-vert; les douleurs qui d'abord avaient été long-temps sourdes prenaient de l'accroissement, plus la maladie devenait ancienne; ces douleurs s'étendaient vers les hanches, les aînes et les cuisses, tantôt du côté droit et tantôt du côté gauche; elle avait de fréquentes et fausses envies d'aller à la selle, qui exaspéraient encore ses souffrances. Cette dame avait été traitée pendant deux ans inutilement et fut enfin déclarée incurable par les médecins qui la soignaient; nous avons pensé que ces prophéties seraient mensongères, et nous ne nous sommes pas trompés, car, après trois mois du traitement par la Chimie exactement suivi, cette dame avait obtenu une *complète guérison* de sa maladie.

Madame B***, âgée de 49 ans, vint nous trouver et nous déclara que, depuis quatre années que l'écoulement de ses règles avait cessé, elle avait continuellement une perte en blanc qui tachait son linge et lui causait des démangeaisons et parfois des cuissons assez fortes; elle se plaignait d'être dans un état d'épuisement et de malaise continuel, de sentiment de pesanteur au bas-ventre, à l'anus et aux reins, de douleurs dans les cuisses et de perte d'appétit. Trois médecins célèbres lui avaient donné des soins infructueux, lorsque traitée par notre méthode, un mois après, l'écoulement avait disparu, l'appétit était revenu, et cette dame prenait déjà de l'embonpoint, de la gaîté, de la fraîcheur qu'elle a toujours conservée depuis.

Madame O***, âgée de 42 ans, d'une constitution délicate et nerveuse éprouvait, depuis plusieurs années, un dérangement dans l'écoulement des règles avec douleurs obtuses dans le bas-ventre; avec le temps, la maladie prit de l'intensité; elle éprouva des pesanteurs et des tiraillemens les plus incommodes dans les aînes et les membres inférieurs; une douleur fixe l'exaspérait pendant la nuit, qui par intervalle devenait lancinante; sentiment de chaleur dans la matrice; elle avait de fréquentes envies d'uriner; il s'écoulait une sanie fétide, mêlée parfois de caillots de sang; toutes les fonctions de son économie étaient dérangées aussi presque constamment; elle éprouvait des renvois ou nausées, des digestions très-laborieuses. Six médecins des plus célèbres, lui ayant prodigué les soins les plus minutieux, ne purent arrêter les progrès du mal et finirent par la déclarer incurable. Malgré notre traitement, nous ne pûmes obtenir, le premier mois, que peu d'amélioration dans les symptômes morbifiques; mais le mois d'ensuite, ils se sont dissipés avec facilité, et, à la fin du troisième mois de l'emploi du traitement par la Chimie, la malade était absolument rétablie et s'est toujours très-bien portée, depuis six ans que sa *guérison est obtenue.*

Madame V***, âgée de 29 ans, avait participé à tous les amusemens du bon ton qu'offrent les soirées d'hiver de la capitale; quelque temps après, elle éprouva un dérangement dans sa santé : elle avait eu deux enfans et une fausse-couche; elle éprouva alors un écoulement blanc continuel, accompagné d'une sensation douloureuse et d'un malaise général ; il lui était impossible de se tenir debout ; elle ressentait un sentiment de faiblesse à l'estomac ou de plénitude, des lassitudes générales; le pourtour des yeux était noir, l'appétit était nul. Elle avait consulté son médecin, qui s'était efforcé de lui donner des palliatifs ; mais l'écoulement, augmentant, lui causa tant d'inquiétude par la crainte qu'elle avait d'avoir un ulcère, qu'elle vint nous consulter. Nous parvînmes à la rétablir entièrement après trente-cinq jours de l'emploi qu'elle fit de notre traitement, et, depuis vingt-huit mois, elle ne s'est aperçue de la moindre apparence de *récidive* de son affection.

Mademoiselle Louise, âgée de 18 ans, rue Saint-André-des-Arts, 34, avait, depuis plusieurs mois, un écoulement continuel d'un fluide albumineux et blanchâtre très-abondant, qui augmentait de plus en plus et avait fini par être assez considérable pour traverser en peu de temps les linges dont elle se garnissait; elle éprouvait des tiraillemens à l'estomac, des lassitudes dans les cuisses, un sentiment de pesanteur au bas-ventre; elle était pâle, triste, mélancolique, d'une faiblesse journellement progressive ; elle avait perdu totalement le sommeil, maigrissait à vue d'œil et se désespérait d'avoir, à dix-huit ans, une si frêle existence. Elle vint nous trouver ; le chirurgien le plus célèbre dans cette spécialité, consulté par la malade, dit que cette affection très-grave exigeait au moins un an de traitement très-sévère ; elle fut traitée par la Chimie, qui ne tarda pas à produire son efficacité, car, vingt-six jours après, l'écoulement blanc était totalement supprimé et la malade n'éprouvait plus aucun sentiment de malaise ; elle avait repris son teint clair, frais et vermeil, dont elle ne s'est jamais départie depuis *cinq ans qu'elle est guérie*.

Madame Maraine, âgée de 35 ans, rue de la Glacière, 87, à la suite d'une forte émotion éprouva une suppression de règles, qui a résisté à tous les traitemens et n'a pas discontinué jusqu'au moment où elle s'est présenté à nos consultations, où nous l'avons vue faible, maigre, tout le corps jaune et la figure décomposée; le ventre était gonflé et douloureux au toucher ; elle ne pouvait tenir sa robe aggraffée pendant les digestions, le gonflement et les douleurs augmentaient encore. Pour diminuer cet état de tension du ventre, elle était obligée tous les mois de faire une application de sangsues au siége. Peu de jours après avoir commencé le traitement chimique, les douleurs et le ballonnement du ventre ont été dissipés, les digestions ont été faciles, le teint jaune et les traits tirés et maigris ont fait place à l'embonpoint et aux couleurs fraîches et rosées. *Depuis trois ans que madame Maraine est guérie, elle a toujours joui d'une parfaite santé et n'a jamais été obligée d'appliquer de sangsues.*

Madame ***, âgée de 60 ans, avenue de Ségur, 10, éprouvait, depuis trois ans, des pertes sanguines presque continuelles, qui lui ôtait toutes les forces; son teint était jaune; la constipation était opiniâtre, et elle souffrait constamment de petites douleurs à l'intérieur du ventre, qui était sensible au toucher; l'appétit était nul et la maigreur extrême. Tous les traitemens qu'elle avait suivis avaient été sans succès et n'avaient pu même modérer l'écoulement du sang; mais l'emploi qu'elle a fait de notre traitement chimique pendant vingt et un jour, non-seulement a arrêté l'écoulement du sang, mais l'a ramenée à un état de *santé parfaite.*

Madame Pierre, rue des Fourneaux, 7, s'apercevait, depuis deux ans, d'une faiblesse de matrice qui lui tiraillait les reins et les côtés du ventre; des flueurs blanches abondantes affaiblissaient encore ces parties, au point que la descente fut bientôt complète, et dès ce moment les marches un peu longues lui furent interdites, par les tiraillemens et les souffrances qu'elles lui faisaient éprouver. Après avoir essayé de divers traitemens infructueux, elle nous pria de la sortir de ce pénible état, et depuis six ans qu'elle est *guérie* par notre méthode, elle n'a plus eu la moindre apparence de *récidive* de sa cruelle maladie.

Madame Sevestre, rue des Arcis, 19, éprouvait depuis deux ans des coliques très-vives, des maux de reins, des douleurs dans les cuisses, des flueurs blanches et des pertes de sang; traitée par les premiers chirurgiens de Paris, sa maladie a fait toujours des progrès. *Guérison radicale en trois semaines* par la Médecine-chimique.

Madame Guiton, rue Ste-Apolline 31, a été traitée pendant un an sans succès par le premier chirurgien de Paris, pour un ulcère de matrice; elle restait toujours couchée tant ses douleurs étaient vives. *Guérison en vingt-cinq jours* par la Médecine-chimique.

Mme D..., rue Saint-Martin, 228, éprouvait depuis trois ans des douleurs vives dans le bas-ventre, dans les reins et dans les cuisses; elle perdait beaucoup en blanc, et les parties étaient devenues si sensibles qu'elle pouvait à peine faire des injections sans éprouver de vives douleurs; elle marchait avec beaucoup de difficulté et ne pouvait se livrer qu'à un exercice très-modéré; elle avait suivi les conseils de trois médecins célèbres; elle s'était soumise pendant dix-huit mois au traitement de l'homœopathie sans voir sa maladie cesser un seul instant de faire des progrès, lorsque, désespérée, elle a voulu essayer de la Médecine-chimique, qui l'a radicalement guérie en 40 jours. *Depuis quatre ans, elle n'a cessé de jouir de la santé la plus florissante.*

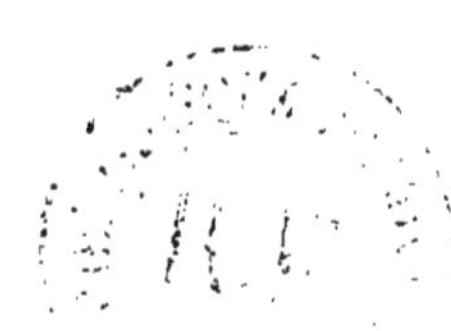

CHAPITRE XVI.

ULCÈRES.

Madame Léger, au Grand Restaurant de Romainville, était atteinte, depuis quatre ans, de violens battemens de cœur et d'oppression qui s'étaient compliqués depuis un an; un engorgement des jambes, dont la peau, tendue, luisante, se laissait facilement déprimer par la pression du doigt, dont elle conservait long-temps l'impression et faisait craindre sa rupture par son peu d'épaisseur : on lui avait appliqué tous les topiques que trois médecins, qu'elle avait consultés, lui avaient ordonné, sans avoir obtenu aucun effet salutaire. Cette malade ayant suivi notre traitement par la Chimie pendant cinq semaines s'est trouvée, après ce temps, *guérie de son incommodité, qu'elle n'a plus revue depuis trois ans.*

Madame Richard, rue Montmartre, 52, éprouvait, aux deux jambes, des douleurs les plus vives depuis onze mois, où il s'était formé plusieurs petites tumeurs circonscrites, d'où découlait une suppuration assez abondante; la peau des pieds était tuméfiée : depuis neuf mois elle n'était sortie de sa chambre. Deux médecins lui donnèrent des soins pendant plusieurs mois; mais elle fut obligée, n'obtenant pas de mieux, d'en changer, pour faire usage, pendant deux mois, de notre traitement, qui lui rendit le libre usage de ses jambes et la cicatrisation de ses plaies.

Mademoiselle Virly, rue Royale, 21, avait une infiltration des jambes, et la jambe gauche atteinte d'un ulcère. Cette maladie existait depuis neuf mois, et s'était compliquée d'un ulcère de cinq centimètres de diamètre, que menaçait encore de s'étendre; ses bords étaient durs et uniformes; le fond de la plaie était grisâtre. En vain quatre médecins l'avaient traitée sans succès par toute espèce de moyens. Il n'en fut pas de même du traitement que nous administrâmes à cette personne, car après deux mois de son emploi, elle était *complétement guérie* et pouvait vaquer à ses affaires. *Depuis quatre ans, elle n'a pas eu de récidive.*

Madame Thomas, blanchisseuse au Moulin-des-Prés, à Gentilly, depuis cinq années avait un ulcère cancéreux à la jambe droite, qui avait commencé par l'altération latente des parties vitales et avait fini par la destruction des tissus de la jambe, dont les bords de la plaie étaient durs, découpés inégalement, et d'où pullulaient de sa surface des chairs livides et blafardes, baignées d'un pus fétide. Cette malade avait été traitée par six médecins, dont la plupart la regardèrent comme ayant une maladie incurable. Cependant nous eûmes, dans ce cas, comme dans beaucoup d'autres, la satisfaction de voir que le jugement porté sur cette malade était faux, puisqu'après lui avoir fait subir notre traitement chimique pendant quarante-cinq jours, nous avions obtenu la *guérison la plus complète, qui depuis deux ans s'est parfaitement soutenue, sans apparence de récidive.*

Madame Robinet, charcutière, âgée de 35 ans, rue du Faubourg-St-Honoré, 98, eut, en 1840, un engorgement de la jambe droite, dont les deux tiers inférieurs étaient envahis par l'inflammation et y formait une tumeur sensible, d'un rougeôviolacé ; la chaleur était halitueuse, la douleur pulsative et quelquefois lancinante. Cette affection, qui durait depuis un an, dont on remarquait de jour en jour l'accroissement et l'intensité des symptômes inflammatoires, malgré les soins de deux médecins, qui ne virent alors de moyen de guérison qu'en dégorgeant les jambes par de profondes incisions, moyen qui ne fut pas accepté par la malade, qui vint se soumettre au traitement par par la Chimie qui, sans la déranger de ses occupations, lui procura, après douze jours, une amélioration sensible et la cessation des douleurs. Enfin, en trois mois elle était guérie par nos soins et sans lui avoir fait subir d'opération. *Depuis trois ans ans, elle n'a jamais plus eu mal aux jambes.*

Madame Moreau, rue de la Bibliothèque, 4, âgée de 38 ans, avait un ulcère à la jambe gauche. Cette maladie existait depuis deux ans, et l'on en faisait remonter la cause à une suppression subite des règles ; sa surface avait dix centimètres de diamètre ; elle était profonde, livide, ses bords durs et uniformes ; on s'était servi d'une grande quantité d'onguens et d'emplâtres différens, sans succès. A notre tour, nous avons employé notre méthode qui, en vingt et un jour, en a opéré *la guérison.*

Madame David, rue des Gravilliers, 22, était retenue dans sa chambre depuis neuf mois par une dartre vive, affectant toute la surface de la cuisse, de la jambe et du pied, qui lui occasionait une démangeaison extrême et une impossibilité absolue d'appuyer le pied à terre sans éprouver les douleurs les plus aiguës, qui se faisaient ressentir jusque dans les os. Trois médecins qui l'avaient traitée n'avaient pu la soulager. Après avoir soumis la malade à notre traitement pendant trois mois, nous eûmes la satisfaction de voir arriver sa guérison complète en même temps que l'embonpoint de son corps, qui avait considérablement diminué par les souffrances qu'elle avait enduré. *Pas de récidive après quatre ans.*

M. Duparc, ferblantier à Aubervilliers, près Paris, était affecté depuis 3 ans de deux ulcères variqueux, de deux pouces de diamètre, à la jambe droite, qui était enflée jusqu'au genou, dure, tendue et très-rouge ; il éprouvait de vives douleurs dans la marche ; après avoir été traité par dix médecins qui, ne pouvant le guérir, l'ont déclaré incurable et l'avaient même fait rayer des contrôles de la garde nationale, lorsqu'il s'est livré à la Médecine-chimique, il obtint sa guérison en 50 jours. *Pas de récidive après deux ans.*

CHAPITRE XVII.

CANCER DU SEIN.

Madame Victor Duval, rue d'Enghien, 28, depuis plusieurs années avait une glande au sein droit qui, peu-à-peu, changea de forme : elle devint de la grosseur du poing, lancinante, sensible au toucher; tout le sein était crispé vers son centre, le bout en était déprimé et recouvert par les plis environnans; les veines des contours des parties adjacentes étaient gonflées; le sein gauche commençait à participer à cette affection, déjà des douleurs et un gonflement s'y faisaient remarquer; elle avait à l'aisselle une grosse glande qui l'empêchait de remuer le bras; elle y éprouvait des douleurs sourdes et permanentes, ce qui la privait souvent du sommeil; la maigreur était extrême; les traits de la face de la malade exprimaient à-la-fois la douleur physique et morale. Ayant consulté un chirurgien d'un hôpital de Paris, il voulait la faire entrer dans sa salle pour lui faire l'opération. Appelés à donner des soins après quatre praticiens célèbres, le traitement que nous fîmes faire à cette dame eut un grand avantage sur celui de nos confrères, puisqu'après deux mois de son usage, il la tira de ce mauvais pas, en lui rendant *sa santé* qui, depuis quinze mois, n'a été altérée par aucune apparence de *récidive de sa maladie*.

Madame Jullien, âgée de 24 ans, commença à éprouver la sensation d'une tumeur peu volumineuse, mobile, au sein droit : cet état, peu douloureux, dura trois années sans faire des progrès sensibles; mais, arrivé à cette époque, la peau du sein affectée devint bosselée, luisante et tendue : elle acquit du volume. Cette dame ressentit d'abord des douleurs sourdes, qui ensuite devinrent lancinantes : elle avait suivi, avec la plus grande exactitude, les traitemens de trois chirurgiens célèbres; mais la maladie faisant toujours des progrès, le dernier chirurgien qui la traitait décida qu'il n'y avait plus d'espoir de guérison que dans une opération : déjà le jour de la pratiquer était fixé, lorsqu'elle est venue, à l'instigation de quelques parens et amis, qui la forcèrent à prendre notre avis, nous consulter avant de se soumettre à cette opération. Le traitement par la Chimie lui fut administré; elle en usa pendant un mois, après lequel la situation de cette maladie nous permet d'avancer qu'elle était parfaitement guérie. *Depuis six ans, elle n'a jamais éprouvé la moindre douleur dans ce sein.*

Madame ***, âgée de 41 ans, avait eu deux enfans; depuis près de quinze ans elle éprouvait un engorgement des seins, auquel elle avait d'abord fait peu d'attention : depuis deux ans, le sein gauche avait pris un volume considérable; les douleurs, qui de sourdes qu'elles étaient, devinrent lancinantes, puis la peau se désorganisa, et la tumeur passa à l'état de suppuration et présenta ensuite une large plaie ulcérée, d'où en découlait un pus sanguinolent, grisâtre, fétide; la malade éprouvait, indépendamment de la souffrance de son cancer, un malaise extrême, et était souvent tourmentée par la fièvre; la teinte de sa peau était jaune-paille, et la maladie ne laissait pas que d'augmenter. Lorsqu'elle nous fit demander, elle avait déjà consulté beaucoup de médecins, et on ne lui donnait plus guère d'espoir de guérison; nous la soumîmes à un traitement chimique, qui fut rigoureument suivi, et avec lequel nous sommes parvenus à lui ramener, après trois mois, le calme d'abord, puis une *parfaite guérison,* qui depuis quatre ans s'est soutenue, sans crainte *de récidive.*

Mademoiselle ***, âgée de 20 ans, demeurant à Bercy, portait, depuis huit mois, au sommet du sein droit, un ulcère cancéreux, de sept centimètres de diamètre, d'où s'écoulait une humeur sanieuse et fétide; tout le sein était engorgé, rouge, tendu, d'une grande sensibilité, accompagnée de forts élancemens, s'irradiant jusqu'aux glandes de l'aisselle qui, à leur tour, étaient engorgées et aussi d'une grande sensibilité. Les traitemens divers dirigés par trois médecins des plus célèbres n'avaient pu arrêter les progrès du mal : les douleurs étaient devenues si violentes, que la jeune malade ne goûtait plus de repos ni jour ni nuit, lorsqu'elle nous a fait appeler pour se soumettre à notre traitement, qui l'a radicalement guérie en un mois. *Depuis un an, non-seulement sa guérison s'est soutenue, mais la cicatrice est à peine perceptible.*

Madame Dellion, quai Pelletier, 28, eut deux abcès au sein gauche, à la suite d'une couche; la suppuration qui s'en écoulait était intarissable, et tous les traitemens suivis pendant trois mois n'avaient pu faire fermer ces plaies; l'engorgement du sein était considérable; les douleurs étaient vives et poignantes, le moindre mouvement les exaspérait au point de ne permettre des occupations même très-légères. Traitée par la Chimie, la source de l'humeur fut tarie, les plaies furent fermées en dix-huit jours, et il ne restait plus vestige d'engorgement ni de douleur. *Depuis deux ans, pas de récidive.*

Madame Leclair, marchande de papiers peints, rue de Passy, à Passy, fut affectée, à la suite d'une couche, d'un engorgement du sein droit qui, après avoir triplé son volume ordinaire, résistait depuis dix mois aux traitemens divers de trois médecins célèbres qui tous, après quelques mois de soins, finirent par lui dire qu'il n'y avait plus de ressource que dans l'amputation du sein, lorsqu'elle s'est fait transporter à nos Consultations, où elle nous a dit que les douleurs étaient tellement vives, qu'elle n'avait de repos ni jour ni nuit, et qu'elle ne pouvait faire un pas sans soutenir son sein de ses deux mains ; le frottement de ses vêtemens lui était aussi insupportable que la pression la plus légère. Les moyens que nous employons dans ces affections ont tant de vertu, que dans les premiers jours de traitement les douleurs furent enlevées et la guérison radicale fut obtenue au vingt et unième jour : *Pas de récidive, après quinze mois.*

Madame N***, âgée de 38 ans, voyait depuis un an ses deux seins grossir ; quelques douleurs lancinantes se faisaient sentir jonrnellement. L'avis des plus grands chirurgiens était qu'il n'y avait rien à faire et qu'il fallait mourir avec son ennemi. Traitée par la Médecine-chimique, guéri en trois mois. Nous avons vu cette dame qui ne s'était ressentie aucunement de sou ancienne affection.

Madame Leblanc, mariée au maître d'armes du 53e régiment de ligne, hôtel du Mont-Blanc, avenue de Saxe, éprouvait depuis un an des douleurs continuelles dans le sein droit, qui à la suite d'une couche sont devenues plus fortes et ont provoqué la suppuration et l'ulcération du sein, d'où s'écoulait une humeur abondante et fétide qui minait la constitution de la malade ; le médecin qui la traitait n'ayant pu se rendre maître ni des douleurs, ni du progrès du mal, nous pria de l'assister dans le traitement de cette cruelle maladie qui faisait craindre pour les jours de la malade. Après deux jours de notre traitement chimique, les douleurs cessent, l'humeur diminua peu-à-peu, et la *guérison parfaite fut obtenue en 25 jours.*

Madame D..., à la mairie de Sèvres, éprouvait depuis trois ans, dans le sein droit, des douleurs d'abord légères qui s'exaspérèrent peu-à-peu, à mesure que le sein acquerrait du volume, de la dureté, et se couvrait d'une rougeur assez foncée et bosselée à sa surface. Tous les traitemens qui avaient été précédemment employés n'ayant pu arrêter le progrès d'une maladie arrivée à son dernier période, et les douleurs lancinantes ne laissant plus de repos ni nuit ni jour, la maigreur et la faiblesse s'emparant de la malade, nous crûmes devoir faire d'abord l'ablation du sein et procéder ensuite à la cure radicale de la maladie pour en éviter la récidive ; au dix-neuvième jour du traitement, la guérison était parfaite, et la malade rendait ses visites de convalescence. *Depuis six ans, elle s'est toujours très-bien portée.*

Madame N....., âgée de 38 ans, voyait depuis un an ses deux seins grossir et durcir ; quelques douleurs lancinantes se faisaient sentir journellement. L'avis des plus grands chirurgiens était qu'il n'y avait rien à faire et qu'il fallait mourir avec son ennemi. Traité par la Médecine-chimique, guérie en trois mois. Pas de récidive après deux ans de guérison.

CHAPITRE XVIII.

HÉMORRHOIDES.

Les hémorrhoïdes arrivent presque toujours d'une manière périodique.

Les symptômes sont : pesanteur de tête, malaise général, douleurs aux lombes, démangeaisons à l'anus, avec apparition de petites tumeurs livides et douloureuses qui laissent écouler une plus ou moins grande quantité de sang : cependant, cet écoulement arrive quelquefois sans apparition de tumeurs ; quelquefois aussi elles se développent sans qu'il survienne d'écoulement de sang : il n'est pas rare de voir les hémorrhoïdes accompagner la diminution de l'embonpoint et de l'altération des traits du visage.

M. Lecherpy, rue d'Anjou, 11 bis, depuis plus de quinze ans était atteint de tumeurs hémorrhoïdales qui, périodiquement, lui causaient de vives douleurs à l'anus, aux lombes un malaise général, et lui occasionaient une agitation extrême. Cet état de souffrances durait quelquefois un mois entier : il avait cherché inutilement un remède à ses maux auprès des médecins qu'il avait consultés ; il réclama nos soins dans un moment où le retour de sa maladie lui faisait éprouver de vives douleurs. Notre traitement, qui lui fut administré sur-le-champ, l'a guéri en vingt jours, sans que, depuis trois ans, il ait éprouvé *de récidive*.

Madame ***, âgée de 55 ans, depuis la cessation de ses règles, était sujette, tous les deux ou trois mois, à un écoulement de sang par le fondement, qui lui apportait du trouble dans toute son économie ; elle éprouvait une démangeaison des plus vives à l'anus, des maux de reins affreux et l'impossibilité de satisfaire un besoin continuel d'aller à la selle. Quelquefois l'écoulement avait lieu avec une telle abondance qu'il était nécessaire, si ce n'est de le supprimer incontinent, au moins de le modérer, ce à quoi nous avons avisé lorsque nous fûmes mandés au moment d'un flux trop abondant dont nous nous sommes bientôt rendus maîtres, ainsi que de la maladie, qui a été guérie en vingt-cinq jours de notre traitement, sans qu'il y ait eu *récidive* depuis deux ans.

M. Gendron, quai de Bercy, 44, était affecté de puis six ans d'hémorrhoïdes qui, depuis trois ans, avait pris un tel caractère de gravité que tout le pourtour de l'anus était induré, très-sensible, causant sans cesse des élancemens qui entretenaient une fièvre lente qui, s'étant compliquée de toux, de difficultés de digestions, de frissons, de sueurs, de maigreur et de faiblesses extrêmes, minait peu-à-peu sa constitution appauvrie et l'entraînait lentement vers le tombeau. Dans les derniers temps, les hémorrhoïdes laissaient échapper un écoulement d'humeur sanguignolente et fétide, et, pendant les évacuations alvines, le sang partait en abondance, et le passage des matières causait des douleurs si atroces que le malade poussait des cris perçans. En vain dix médecins homéopathes ou somnambules avaient traité sa maladie, qui faisait toujours des progrès : on lui conseilla de voyager, ce qu'il fit pendant un an sans un meilleur résultat. Enfin, désespéré, il se livra à la Médecine-chimique, qui le *guérit radicalement en six semaines :* sa toux disparut, ses digestions devinrent faciles; il acquit rapidement des forces, de la fraîcheur et de lembonpoint, qu'il a toujours conservés depuis deux ans.

M. Bidard, rue de Sèvres, 102, depuis dix mois, était incommodé par des hémorrhoïdes, qui parfois le retenaient huit jours dans son lit avec des douleurs intolérables; ces crises d'exaspération se présentaient de plus en plus fréquemment, et avec des caractères d'acuité toujours plus intenses. Enfin, fatigué de vivre avec un si cruel ennemi, il se décida à s'en débarrasser, malgré tous les dangers qu'on lui faisait appréhender de cette suppression, et, après un mois de traitement, non-seulement les hémorrhoïdes étaient disparues, mais M. Bidard se trouvait dans un état de santé qui lui permettait de ne plus redouter ni les accidens qu'on lui avait fait envisager, ni le retour de l'affection, puisque, depuis six ans, il n'a cessé de jouir d'une *parfaite santé*.

Madame Dieudonné, épouse du conducteur des diligences de Montereau, était affectée depuis longues années de flux sanguin par l'anus; elle éprouvait par intervalles des douleurs assez vives; mais depuis un an ces douleurs étaient constantes et d'une violence à faire pousser des cris perçans; toutes les fois que le besoin d'aller à la selle se manifestait, un bourrellet d'excroissances fongueuses, saignant au moindre contact, oblitérait l'anus. Tous les traitemens employés n'ayant eu aucun heureux résultat, et les douleurs ne laissant plus de repos ni nuit ni jour, madame Dieudonné ayant appris la guérison miraculeuse de sa voisine, madame Leloutre, se fit transporter à Paris pour se soumettre à notre traitement qui l'a radicalement guérie en un mois. *Depuis deux ans, elle ne s'est aperçue d'aucun indice de récidive de sa cruelle affection.*

*

CHAPITRE XIX.

MALADIES SECRÈTES

OU SYPHILITIQUES.

Ce n'est pas dans cet opuscule que nous chercherons à donner description des symptômes et des différentes modifications, non plus que l'origine et les variations de cette maladie, nous nous bornerons seulement à dire que la syphilis est une maladie contagieuse, qu'elle peut se transmettre de mille manières, se présenter sous des formes si variées et si multipliées, qu'elle n'est pas susceptible d'une définition exacte. Comme personne n'aime à avouer de semblables affections, nous nous garderons bien de citer le nom ou l'adresse des malades guéris, persuadés que nous sommes sûrs d'avance de leur plaire par un tel aveu de notre part.

M. ***, ami d'un pharmacien de Paris, avait été attaqué de maladie syphilitique, pour laquelle il avait été traité, pendant dix-huit mois, par un des premiers médecins de la capitale; dans cette spécialité, et malgré ces soins assidus, l'écoulement avait toujours lieu, et il n'avait pu obtenir la guérison de l'ulcération de la muqueuse du canal de l'urètre. Ce jeune homme s'étant conformé à notre traitement, par la Méthode-chimique, a été *guéri radicalement en vingt et un jour.*

M. C*** était atteint, depuis deux ans, d'un écoulement verdâtre, qui tachait son linge et lui causait parfois des douleurs. Traité sans succès par dix médecins différens, a *cédé en trois jours* aux effets de la Médecine-chimique.

Madame J. A***, depuis dix ans, avait des ulcères aux jambes, des abcès fréquens sous les aisselles. Après avoir usé des traitemens divers de dix médecins de Paris, elle se fit transporter à l'hôpital, où elle passa deux mois dans les traitemens, qui ne furent pas plus fructueux pour elle. En désespoir de cause, elle vint nous consulter : en dix-huit jours de notre traitement, toutes ses plaies étaient cicatrisées, et, peu de jours après, *elle était guérie radicalement,* car deux ans ensuite elle n'avait encore jamais éprouvé aucun symptôme qui lui fît présager le retour de son ancienne affection.

M. ***, déjà d'un certain âge, était tourmenté par des douleurs qu'il prévoyait être occasionées par les résultats d'anciennes maladies syphilitiques; elles étaient chroniques, puisqu'il n'y avait ni sentiment de chaleur ni gonflement apparent; elles revenaient par accès plus ou moins rapprochés et plus ou moins longs. Il nous dit avoir épuisé tout ce qui pourrait entrer de médicamens dans une pharmacie, et jamais il n'avait encore pu triompher de ces douleurs. S'étant soumis à exécuter les ordonnances que nous avons cru devoir lui prescrire, vingt jours après il vint nous apprendre que, depuis le quatrième jour de son nouveau traitement, les douleurs s'étaient calmées, et dix jours ensuite, elles avaient complètement disparu, pour ne plus reparaître, après trois ans de *parfaite guérison* et de santé florissante.

M. D***, employé, s'était exposé, durant sa jeunesse, à des excès; il avait contracté plusieurs maladies syphilitiques, pour lesquelles il avait subi plusieurs traitemens, mais il n'avait jamais pu se débarrasser d'un ulcère à la jambe gauche et d'une excroissance osseuse à la jambe droite, qui le rendait impotent; enfin il avait deux dartres vives qui lui couvrait une grande partie des cuisses. Il vint nous consulter : nous lui administrâmes un traitement, dont les effets lui furent salutaires, puisqu'au bout de six semaines l'ulcère était cicatrisé en même temps que les dartres et les douleurs étaient *complètement guéries*.

M. *** fut atteint d'un écoulement qui existait depuis quinze jours, lorsqu'il vint nous consulter; il éprouvait des envies d'uriner très-fréquentes et des douleurs aiguës le long du canal de l'urètre, un écoulement verdâtre, un chancre recouvrant le tiers de l'étendue du gland, et un engorgement des glandes des aines du volume d'un œuf de pigeon. Après l'avoir soumis à l'application de nos principes, nous avions obtenu la guérison de l'écoulement le sixième jour, malgré qu'il fut forcé de faire plusieurs heures de marche dans la journée. Au bout de douze jours, les glandes disparurent, et le quinzième, le chancre fut cicatrisé et *le malade guéri*.

M. ***, âgé de 36 ans, avait eu plusieurs fois en sa vie la maladie vénérienne. Il y avait trois mois qu'on lui avait fait disparaître promptement un chancre situé au-dedans du prépuce, lorsqu'à la suite d'une orgie il se manifesta un mal de gorge violent, qui augmentait chaque jour, ce qui le força à consulter; mais il ne vint nous trouver qu'après avoir été soigné sans succès. Il avait alors les amygdales gonflées et ulcérées dans leur presque totalité; le palais était très-enflammé, et sur le côté droit on y apercevait un chancre de deux centimètres de diamètre. A la partie correspondante de la langue qui frottait sur le palais était aussi un chancre à-peu-près de même dimension, dont les bords étaient rouges. Le malade se plaignait d'éprouver une grande souffrance ; sa figure était parsemée de boutons livides, et derrière les oreilles et sous la mâchoire on y voyait une dizaine de glandes plus volumineuses les unes que les autres, dont les plus petites étaient de la grosseur d'une noisette. Le malade ayant suivi pendant un mois notre traitement, fut *radicalement guéri.*

M. *** avait eu plusieurs gonorrhées en sa vie, qui s'étaient terminées par un rétrécissement du canal de l'urètre, suivi de trois fistules urinaires dans son étendue, ce qui lui faisait éprouver des douleurs les plus vives dans le canal et à l'anus, lesquelles allaient en augmentant jusqu'à ce qu'un quart-d'heure au moins se fût écoulé après l'écoulement de l'urine, qui ne sortait que par saccade, et après que le malade s'était livré à maint effort pour la chasser avec violence, et toujours sous le volume de quelques gouttes, dont le passage dans l'urètre était douloureux ; alors la verge éprouvait un resserrement spasmodique, ainsi que l'anus, dont quelquefois les excrémens étaient rejetés involontairement ; la marche, la voiture et les alimens succulens aggravaient encore ces symptômes, qui avaient résisté au traitement de six médecins célèbres, lorsqu'il suivit notre traitement chimique pendant deux mois, durant lesquels, en peu de jours, le calme survint, et la guérison, arrivée ensuite, s'est soutenue, pendant trois ans, sans apparence *de récidive.*

M. *** s'était exposé, durant sa jeunesse, à toute espèce d'excès ; il avait subi plusieurs traitemens, malgré lesquels, depuis ces maladies, il n'avait jamais pu rendre l'urine que goutte à goutte, vu le rétrécissement qu'il avait du canal de l'urètre, où la présence de petits ulcères entretenait une irritation et un écoulement continuel. Fatigué de souffrir, il nous demanda de tâcher de lui adoucir son mal, s'il n'y avait pas moyen de le guérir. Un mois après avoir employé notre traitement, *il était guéri ;* il a conduit son traitement un mois de plus, craignant la récidive, mais jamais depuis deux ans il n'a senti ni difficultés ni douleurs en urinant.

Madame Jean, certifie que la médecine chimique l'a guérie en trois jours d'une perte de sang qui avait résisté 15 mois à toute espèce de traitements.

M. Dupré, rue Saint-Louis, portait depuis dix-huit mois une dartre vive qui était répandue sur tout son corps. La nuit, les démangeaisons étaient tellement vives, qu'il était obligé de sortir de son lit et de courir dans ses appartemens. Traité par deux médecins des hôpitaux et enfin par le baron Alibert pendant un an, il n'a trouvé de soulagement que dans la Médecine-chimique, qui l'a *radicalement guéri en trois semaines.*

Je puis citer plus de 150 guérisons radicales de maladies secrètes, réputées incurables.

CHAPITRE XX.

HYDROCÈLES.

M. Roussel, rue de Sèvres, 124, âgé de 12 ans, était atteint, depuis quatorze mois, d'une hydrocèle qui faisait paraître ses parties de la grosseur du poing : deux médecins avaient proposé l'opération. Traité par la Médecine-chimique, guéri en quinze jours. *Depuis dix-huit mois, il n'a pas eu de récidive.*

M. F..., âgé de 5 ans, venant de Beffort, portait, depuis un an une hydrocèle de la grosseur d'une pomme, qui n'avait pu être guérie par deux médecins. Traité par la Médecine-chimique, *guéri en dix jours.*

M. R..... portait depuis quatre ans une hydrocèle de la grosseur des deux poings, tous les traitemens qu'il avait suivis n'ayant apporté aucune diminution dans la tumeur, il voulut se soumettre à notre traitement, mais sur l'observation que je lui fis qu'une affection aussi ancienne demanderait pour sa guérison une médication longue et bien suivie, il préféra procéder à l'évacuation des eaux sans injections consécutives, et à suivre ensuite un traitement pour empêcher la récidive du mal. En effet, depuis deux ans qu'il est *guéri*, aucun indice n'a pu lui faire redouter le retour de cette affection.

M. Capel, rue de Charenton, 7, était affecté depuis un an d'une hydrocèle de la grosseur d'un œuf de poule le long du trajet et du cordon spermatique; trois médecins qui avaient été consultés proposaient tous l'opération comme unique ressource de l'art; mais ni les parens ni le malade ne pouvant s'y décider, on se proposa de prendre notre avis avant de se soumettre à cette opération, et sur la promesse formelle que nous fîmes de guérir cette affection par de nouveaux moyens curatifs sans opération, le malade se soumit à notre traitement par la Chimie, et douze jours après il était parfaitement guéri, et *depuis un an il n'a pas eu d'apparence de récidive.*

M. Castel, rue de Sèvres, 70, portait depuis quinze mois un hydro-sarcocèle du côté droit, lui causant souvent de la gêne dans la marche et parfois des douleurs aiguës qui le forçaient de s'asseoir; plusieurs fois il avait essayé de s'en débarasser, mais toujours on finissait par lui dire qu'il n'y avait plus de ressource que dans une opération; mais s'étant soumis au traitement par la Chimie, la guérison de l'hydrocèle fut obtenue en huit jours, et celle du sarcocèle ne se fit attendre que dix jours de plus. *Depuis trois ans il ne s'est aperçu d'aucune apparence de récidive.*

CHAPITRE XXI.

SARCOCÈLES.

M. D..., âgé de 24 ans, était atteint, depuis trois ans, d'un engorgement du testicule gauche; il a suivi un traitement dans cinq hôpitaux, et partout on a fini par lui proposer l'opération. Enfin, décidé à le faire couper, il a voulu prendre mon dernier avis, et sur la proposition que je lui ai faite de nouveaux moyens curatifs, il s'est soumis à un traitement chimique qui l'a guéri en trois semaines. *Depuis trois ans que sa guérison est effectuée, il n'a pas eu de récidive.*

M. G..., âgé de 35 ans, portait, depuis trente mois, un sarcocèle du testicule droit de la grosseur du poing. Trois plaies profondes jetaient une suppuration abondante. Traité sans succès par plusieurs médecins, guéri en trente et un jour. *Pas de récidive, après un an de guérison.*

M. J... était affecté depuis trois ans d'un engorgement des deux tesitcules, qui présentait chacun le volume du poing, des douleurs vives s'y faisait sentir au moindre exercice forcé, qui en augmentait considérablement la grosseur. Plusieurs fois il avait essayé de combattre cette cruelle affection par tous les moyens connus, mais rien n'avait pu opérer le dégorgement de ces tumeurs; enfin, s'étant fait transporter aux Consultations de la Médecine-chimique, il en a retiré des conseils avantageux, puisque trente-cinq jours après, il était complètement débarrassé de son infirmité qui, depuis trois ans, n'a donné aucun signe *de récidive.*

M. Delbrun, rue de Sèvres, 86, était atteint depuis trois ans d'un engorgement du testicule gauche; il a suivi un traitement dans cinq hôpitaux, et partout on a fini par lui proposer l'opération. Enfin, décidé à le faire couper, il a voulu prendre mon dernier avis, et sur la proposition que je lui ai faite de nouveau moyen curatif, il s'est soumis à un traitement chimique qui l'a *guéri en trois semaines.*

M. Devignon, rue de la Harpe, éprouvait depuis six mois des démangeaisons très-vives aux parties et aux cuisses, ses testicules étaient d'une grosseur démesurée, lui causant des douleurs lancinantes très-vives; il n'avait de repos ni nuit ni jour, une humeur fétide suintait de ces surfaces. Traité par sept médecins successifs, son mal faisait toujours des progrès. *Guérison radicale en six jours* par la Chimie.

CHAPITRE XXII.

SCROFULES.

Les tumeurs scrofuleuses restent indolentes plus ou moins long-temps, principalement au retour du printemps; elles deviennent donloureuses; quelquefois la peau qui les recouvre rougit et il s'y fait une ou plusieurs ouvertures par lesquelles s'écoule un pus séreux ou verdâtre, d'une odeur aigre et nauséabonde; le fond de la plaie est pâle et les environs d'une couleur violette. Ces ulcérations disparaissent quelquefois; mais de nouvelles tumeurs et de nouveaux ulcères se forment près des premiers, ou dans une autre région.

La crainte de déplaire aux personnes guéries de ces affections, nous fait un devoir de taire leurs noms et leurs adresses.

Mademoiselle ***, âgée de 17 ans, avait, depuis cinq ans, un engorgement des glandes du cou, depuis l'angle des mâchoires jusqu'à l'épaule, qui donna lieu à deux tumeurs du côté droit et une du côté gauche, qui restèrent stationnaires pendant deux ans, puis devinrent d'un rouge violet, douloureuses, chaudes, et entrèrent en suppuration d'une matière visqueuse et nauséabonde. La malade nous fut présentée; après avoir suivi notre traitement pendant deux mois, elle fut entièrement débarrassée de sa maladie, qui avait résisté au traitement de *six médecins*.

M. ***, âgé de cinq ans, était atteint, à l'âge de treize mois, lorsqu'il revint de nourrice, d'une affection scrofuleuse interne; du dessus de la main droite, où il existait un ulcère d'un pouce de diamètre, s'écoulait une assez grande quantité de matière; les glandes des aisselles et du cou étaient très-gonflées. Deux mois de notre traitement ont suffi pour *le guérir*, après avoir suivi sans succès trois traitemens rigoureux.

M. L***, âgé de 15 ans, était resté pendant un an à l'hôpital des Enfans pour des glandes au cou qui avaient formé six plaies fistuleuses et une grosseur qui retombait jusque sur l'épaule droite. *Nous avons opéré la guérison en trois semaines.*

M. F***, âgé de 20 ans, était atteint, depuis deux mois, d'un engorgement glandulaire de la grosseur du poing dans le creux de l'aisselle gauche. Deux fistules rendaient beaucoup d'humeur verdâtre. *Huit jours de notre traitement ont suffi pour amener la guérison de ce traitement.*

M. M***, âgé de 8 ans, était depuis deux ans pâle et sans forces; digestions très-pénibles, difficulté extrême pour marcher; il saignait du nez plusieurs fois par jour, son sang était clair comme du jus de cerises; des glandes se sont développées au cou; aucun traitement ne l'avait soulagé, mais la médecine chimique, *au bout de trois jours*, a rendu son sang noir et épais; le saignement du nez a cessé aussitôt, ses digestions sont devenues faciles, des couleurs vives, de la gaîté et de la pétulance ont succédé à son premier état.

Madame P*** était affectée, depuis trois ans, de vingt-six glandes au cou, sur la poitrine, dans les seins, dont une était ulcérée et laissait écouler une humeur verdâtre et fétide. Malgré les traitemens continuels et très-assidus qu'elle avait toujours suivis, le nombre des glandes et leur volume augmentait toujours, lorsque, désespérée, elle s'est soumise au traitement de la Médecine-chimique, qui a opéré sa guérison radicale en un mois. *Depuis deux ans qu'elle est guérie, aucune glande n'a reparu.*

M. C***, âgé de 24 ans, employé de l'octroi, à la barrière Blanche, portait depuis deux ans, dix-sept glandes en suppuration au cou, sur la poitrine et sous les aisselles; ces dernières surtout avaient fait tant de progrès, que le malade était obligé de tenir toujours ses mains appuyées sur ses hanches pour éviter les douleurs produites par le poids de ses bras sur les glandes. Après avoir suivi les traitemens de quatre médecins, il a passé cinq mois à l'hôpital Saint-Louis où, n'éprouvant aucune amélioration, il est venu se livrer au traitement de la Médecine-chimique, qui l'a mis à même, au bout d'un mois, de se servir de ses bras, et qui l'a guéri en trois mois. *Depuis deux ans qu'il est guéri, il n'a pas eu de récidive.*

M. F***, quai Saint-Michel, était atteint depuis deux mois d'un engorgement glandulaire de la grosseur du poing dans le creux de l'aisselle gauche. Deux fistules rendaient beaucoup d'humeur verdâtre. *Guérison radicale en huit jours.*

M. L***, rue Saint-Maur, était resté pendant un an à l'hôpital des Enfans pour des glandes au cou qui avaient formé six plaies fistuleuses et une grosseur qui retombait jusque sur l'épaule droite. *Guérison radicale en trois semaines.*

M. M..., âgé de huit ans, rue Saint-Denis, était depuis deux ans pâle et sans force, digestions très-pénibles, difficulté extrême pour marcher; il saignait du nez plusieurs fois par jour; son sang était clair comme du jus de cerises; des glandes se sont développées au cou, aucun traitement ne l'avait soulagé; mais la Médecine-chimique, *au bout de trois jours*, a rendu son sang noir et épais, le saignement du nez a cessé aussitôt, ses digestions sont devenues faciles, des couleurs vives, de la gaîté et de la pétulance l'ont rendu à son premier état.

CHAPITRE XXIII.

DE LA TEIGNE.

On reconnaît qu'une personne est affectée de cette maladie aux symptômes ici tracés :

Démangeaison plus ou moins violente, rougeur, épaississement du cuir chevelu, gonflement des glandes du cou, mal de tête, éruption de pustules ou vésicules remplies d'une humeur visqueuse rougeâtre ou jaunâtre, très-fétide.

Ces vésicules se rompent; l'humeur s'écoule, se sèche, agglutine les cheveux, forme des croûtes recouvrant un pus infect, qui ronge la peau, détruit le bulbe des cheveux. D'autres fois, au lieu de vésicules ou pustules, ce sont des petites éminences en forme de bosse d'un jaune-gris, formant des croûtes épaisses qui, après avoir été enlevées, reparaissent.

Madame Dorin, demeurant Grande-Rue de Passy, 41, nous amena son fils, âgé de 16 ans, affecté, depuis quatorze années, de gonflement des glandes du cou, d'épaississement du cuir chevelu avec démangeaison et cuisson vives se recouvrant d'élevures arrondies d'un jaune-gris, formant des croûtes épaisses qui tombaient au bout d'un certain temps, puis reparaissaient. En vain plusieurs médecins opposèrent successivement divers moyens curatifs à cette affection, elle résista opiniâtrément à tous.

Craignant que les suites de cette maladie, déjà très-ancienne, ne soient funestes à son fils, Madame Dorin nous consulta pour essayer de nouveaux moyens. Le traitement par la Chimie fut administré au jeune malade, et en trois mois il était arrivé au terme de son *entière guérison :* les cheveux commençaient à pousser sur toute l'étendue de la tête.

M. D***, fils unique très-riche, âgé de 14 ans, demeurant à Vaugirard, traité pour la teigne depuis quatre années, était pâle et d'une constitution délicate; diverses parties du cuir chevelu étaient dépourvues de cheveux et couvertes, les unes de petites pustules remplies d'une humeur jaunâtre, et d'autres de croûtes épaisses de formes irrégulières, dont quelques-unes sont dures, tombent et sont remplacées. Après deux mois de notre traitement, la maladie disparut pour toujours. Nous avons eu occasion de voir ce petit malade dix mois après, il avait les cheveux épais sur toute la partie du cuir chevelu, et nous reçûmes de cette famille de nouveaux témoignages de sa satisfaction.

M. Roseau, rue du Rocher, 19, a un enfant atteint de la teigne pendant quatre ans; il fut envoyé en traitement aux Sœurs Saint-Thomas : après huit mois de leurs soins, elles renvoyèrent l'enfant comme étant incurable. On nous l'amena : sa tête était couverte de pustules, qui ne formaient qu'une large masse sur le sommet, et qui ailleurs étaient disséminées; la suppuration qui les accompagnaient répandait une odeur des plus désagréables. Par notre méthode, nous avons obtenu la *parfaite guérison* de cet enfant en un mois.

Madame Henry, barrière Ménilmontant, 10, a un fils qui fut atteint d'une maladie du cuir chevelu, avec engorgement des glandes du cou ; des vésicules, remplies d'une humeur visqueuse, recouvraient toute la surface de la tête de l'enfant, qui répandait une sanie infecte et nous parut menacer les os du crâne. Il y avait huit ans que le petit malade souffrait, aussi était-il pâle et d'une maigreur extrême. Il avait été traité pendant dix mois dans les hôpitaux spéciaux pour cette maladie, et en avait été renvoyé comme étant incurable. A notre tour, on nous amena l'enfant, que nous traitâmes pendant deux mois par notre méthode, ce qui fut suffisant pour avoir atteint la *guérison parfaite* du petit malade.

Madame Marlière, rue de Vaugirard, 52, à Vaugirard, nous amena ses trois enfans, atteints de la teigne, pour laquelle l'aîné avait été traité pendant deux mois au Parvis, puis ensuite avait été soigné, avec ses frères, pendant deux ans aux Sœurs Saint-Thomas, sans pour cela qu'ils aient atteint leur guérison. Ces enfans avaient leurs cheveux presqu'entièrement détruits; la peau de la tête de l'aîné était rongée et recouverte d'une sanie infecte; celle des deux autres étaient recouvertes de larges écailles avec un suintement qui, en se desséchant, tombaient et ressemblaient à du son. Ces enfans éprouvaient une démangeaison à laquelle il leur était impossible de résister autrement qu'en se grattant, et de là s'ensanglantaient la tête et mettaient les os du crâne presqu'à nu. Par le traitement que nous leur avons fait subir, les progrès du mal furent diminués en trois semaines et détruits entièrement en trois mois. Ces enfans n'avaient plus le teint blême comme auparavant, ils étaient frais et peu reconnaissables après avoir reçu nos soins.

M. Michel, âgé de 21 ans, demeurant rue Bordeaux, 10, à La Villette, avait une teigne faveuse depuis quinze ans, qui avait résisté aux traitemens de plusieurs médecins célèbres, qui le renvoyèrent comme malade incurable, lorsqu'il vint nous consulter sur son état ; il avait le cuir chevelu, en partie rouge sur plusieurs points de la tête, parsemées de bosses aplaties, de couleur jaune-gris, surmontées de croûtes très-épaisses, qui n'étaient pas plutôt enlevées, que d'autres reparaissaient à leur place. Ce jeune homme était pâle et blême ; son sommeil était troublé par la démangeaison qu'il éprouvait à la tête, surtout lorsque la température était élevée. L'état fâcheux de ce malade a cédé au traitement chimique que nous lui avons indiqué. En sept semaines, sa tête était devenue nette; on apercevait les cheveux qui croissaient sur toute sa surface. *Depuis un an qu'il est guéri, sa chevelure est magnifique.*

Madame Pl...., rue de Sèvres, 63, à Vaugirard, avait deux petites filles atteintes d'inflammation du cuir chevelu, avec démangeaison excessive, gonflement des glandes du cou et derrière la tête. L'aîné avait sur les côtés des tumeurs irrégulières, inégales, bosselées, d'un gris-brun. La plus jeune avait la tête remplie de pustules, qui étaient ulcérées et laissaient découler une humeur ressemblant à du miel corrompu. Ces deux enfans étaient pâles et d'une extrême maigreur ; lorsqu'on nous les amena, elles avaient déjà reçu bien des soins depuis six années que leur maladie avait apparue ; elles étaient restées deux ans dans un hôpital bien inutilement, puisqu'elles n'y avaient pas obtenu d'amélioration dans leur affection. Il était réservé à la Médecine-chimique de triompher de la trop longue maladie de ces deux pauvres petits êtres : l'une fut guérie en six semaines et l'autre en quatre mois. *Depuis deux ans qu'elles jouissent d'une guérison complète leur chevelure fait l'admiration de tous leurs voisins.*

Madame Breton, barrière de l'Ecole, rue Croix-Nivert, 5, a un enfant qui fut atteint de la teigne pendant quatre ans, et soigné pendant six mois par un médecin, ensuite placé à l'Enfant-Jésus, où il resta trois mois, et d'où il fut renvoyé comme incurable. C'est alors qu'on nous l'amena : il avait la tête recouverte d'ulcérations, en arrière et sur les côtés ; le sommet en était recouvert de petites écailles très-fines, d'une couleur argentine, qui entouraient quelque peu de cheveux ; l'humeur qui découlait des parties ulcérées répandait une odeur très-fétide : l'enfant avait un peu de fièvre, et était dans un état de maigreur extrême, comme dans les cas précédens. Nous avons été assez heureux, par notre traitement chimique, d'obtenir la *guérison parfaite* de cet enfant, en quatre mois, et peut-être l'aurions-nous obtenu plus tôt, si la docilité du petit malade avait été plus grande.

CHAPITRE XXIV.

DES DARTRES.

Il existe beaucoup d'espèces de dartres, qui ont toutes des caractères particuliers qui leur sont propres, et desquelles elles tirent leur nom.

Ainsi, les squammeuses sont celles qui présentent des exfoliations de la peau, plus ou moins larges, semblables à de la farine ou du son ;

Les crustacées, ayant les croûtes de forme et de couleurs variées, qui tombent plus ou moins promptement et sont remplacées par d'autres ;

Les rongeantes, dont les boutons pustuleux, ou ulcères, fournissent un pus sanieux ou âcre, augmentant en largeur et en profondeur, et s'étendant quelquefois jusqu'aux muscles et aux os.

Nous nous abstiendrons de citer le nom de la plupart des malades atteints de ces affections par crainte de leur déplaire.

Madame David, blanchisseuse, rue des Gravilliers, 22, était atteinte d'une affection dartreuse de la jambe et du pied droit, qui lui faisait éprouver des douleurs violentes qui ne lui permettaient plus d'appuyer le pied à terre; la peau était recouverte d'écailles et de croûtes qui, après leur chûte, y laissaient une couleur rouge et un suintement; puis d'autres croûtes se formaient de nouveau. Depuis neuf mois, la malade avait été obligée de garder sa chambre, malgré les traitemens divers qu'elle avait suivis avec le plus grand soin. Traitée par notre méthode, elle fut guérie en trois mois de cette maladie qui lui avait donné des inquiétudes sérieuses. *Quatre ans après sa guérison, elle n'avait éprouvé rien qui put faire croire au retour de son affection.*

M. Morin, rue de . . . . 45, avait subi dix-neuf mois de traitement à l'hôpital Saint-Louis et de deux autres médecins, pour une dartre qui occupait une grande partie de la surface de la peau, des jambes et des cuisses. Il y avait trois ans que l'apparition de la maladie avait eu lieu, lorsqu'il nous consulta. C'était surtout au printemps et à l'automne que les démangeaisons se faisaient sentir avec une telle intensité, qu'il lui était impossible de prendre du repos ; la peau était recouverte de larges écailles sur lesquelles suintait un liquide de couleur jaune-clair, nous lui prescrivîmes un traitement par la méthode chimique, qui lui amena sa *guérison complète* en deux mois.

Mademoiselle Vidastine, rue Chanoinesse, 20, depuis dix-huit mois avait les mains recouvertes de petits boutons, qui d'abord étaient rouges et enflammés, puis se détachaient par exfoliations; après quinze ou vingt jours, la chûte de ces croûtes laissait apercevoir la rougeur de la peau, et elles se reformaient de nouveau sur ces mêmes parties. Nous traitâmes cette personne, qui était dans le plus grand chagrin de ne pouvoir rester les mains découvertes sans attirer des regards ; elle avait suivi très-strictement quatre traitemens divers qui, n'ayant apporté aucune amélioration, l'ont décidée à traiter par la chimie sa maladie, qui a *complètement disparu en quinze jours* pour ne jamais reparaître depuis quatre ans.

Madame D***, rue St-Germain-l'Auxerrois, n'avait jamais été très-bien réglée, portait depuis long-temps une dartre sur toute la surface du cuir chevelu, qui formait des croûtes larges et minces qui se détachaient par fragmens de la peau après un temps plus ou moins long et ressemblaient à du son, puis étaient promptement remplacées ; elle éprouvait dans cette partie, de temps en temps, des picottemens ou des démangeaisons insupportables. Tous les traitemens qu'elle avait suivis n'avaient pu arrêter les progrès du mal qui déjà avait envahi les oreilles, la figure et le cou, lorsque deux mois de traitement par la chimie ont suffi pour amener *une guérison radicale, qui se soutient depuis trois ans.*

Madame B....., rue Royale-Saint-Martin, âgée de 35 ans, portait, depuis huit années, une dartre sur la tête, les oreilles et la figure; toute la peau de ces parties était recouverte d'écailles semblables à du son; elle éprouvait dans ces parties une démangeaison incommode. Elle avait employé une si grande quantité de médicamens durant les traitemens qui lui furent prescrits par six médecins, qu'elle pensait ne jamais se débarrasser de cette affection ; elle ne perdit cependant pas courage, et, ayant entendu parler des services que rendait à l'humanité la méthode chimique, elle vint nous prier de lui donner des soins : deux mois après, elle en ressentait les bienfaits, car sa *guérison était complète.*

Madame Afner, rue de la Montagne, avait une dartre depuis deux ans, qui occupait la totalité du dos; la peau de cette partie était recouverte de petits boutons rouges et enflammés, qui se terminaient par des écailles après un temps plus ou moins long ; la démangeaison qu'elle y éprouvait augmentait par la chaleur et incommodait tellement la malade, qu'elle ne pouvait goûter un instant de sommeil sans qu'il fût troublé. Le traitement que nous lui fîmes suivre a fait disparaître la maladie en deux mois. *Pas de récidive après trois ans.*

Madame Descoings-Robert, à Suresne, âgée de 29 ans, portait depuis six ans, sur le front, le nez et la partie supérieure des joues, une rougeur très-vive, parsemée de boutons blancs, accompagnée de chaleur, de cuissons et quelquefois de démangeaisons. Les traitemens divers de huit médecins n'ont pu arrêter le progrès de cette affection : traitée par la Médecine-chimique, sa guérison radicale survint après deux mois. *Depuis vingt mois qu'elle est guérie, elle n'a pas eu de récidive*

Mademoiselle ***, âgée de 24 ans, qui n'avait jamais été bien réglée, portait, depuis l'âge de dix-sept ans, une dartre à l'oreille droite, pénétrant dans le conduit auditif, fournissant une humeur d'une odeur fétide, entraînant la surdité de cette oreille. Inutilement elle suivit divers traitemens sans parvenir à sa guérison ; elle nous fut amenée par sa sœur que nous avions traitée pour une autre maladie : en trois semaines, par notre méthode, son *affection dartreuse avait totalement disparu*, et elle entendait aussi bien que de l'autre oreille.

M. Charles, rue Montmartre, nous consulta pour de larges taches qu'il portait sur toute la partie antérieure de la poitrine ; elles changeaient de couleur à mesure qu'elles devenaient plus anciennes ; il avait remarqué que lorsqu'elles étaient moins apparentes, il était oppressé. Trois médecins l'avaient soigné pendant deux ans consécutifs, et la maladie ne diminuait pas, ce qui lui causait beaucoup d'inquiétude. Cette affection ne s'est pas montrée rebelle au traitement chimique, car elle avait cédé après un mois de son emploi, pour ne plus donner d'apparence *de récidive* après quatre ans.

M. L..., menuisier, rue Descartes, était atteint depuis quatre ans d'une dartre rongeante qui donnait à la figure un aspect repoussant, dont les boutons pustuleux suintaient une humeur âcre. En proie à des tortures morales et physiques, il consulta plusieurs médecins qui, après quelques mois de traitement, déclarèrent que le mal étant de naissance, il ne pouvait y avoir aucun espoir de guérison. Dans cette position désespérée, le malade vint nous demander nos soins ; le traitement chimique lui fut administré : en quarante jours il était radicalement guéri. *Pas de récidive après trois ans.*

Madame B.***, à St-Denis, avait, depuis plusieurs mois, une dartre qui lui occupait les ailes du nez et la lèvre supérieure ; elle était recouverte de petits boutons qui se convertissaient en pustules, d'où découlait une humeur roussâtre assez épaisse ; l'impression de l'air froid était très sensible. Les traitemens de trois des plus célèbres médecins de Paris n'avaient pu arrêter le progrès du mal : elle nous pria de lui donner nos soins pour cette maladie qui lui causait le plus grand chagrin ; le traitement chimique lui fut ordonné : son emploi pendant un mois a suffi pour obtenir *une guérison radicale. Pas de récidive après trois ans.*

M. Pauly, rue Vieille-du-Temple, 97, éprouvait, depuis dix-huit mois, des démangeaisons sur la surface de la main droite, dont la peau était rouge et recouverte d'écailles blanchâtres assez larges, qui, ayant résisté aux traitemens qui lui avaient été prescrits par trois médecins, vint nous trouver pour son affection qui, malgré ses progrès rapides, disparut après douze jours de l'emploi de notre traitement. *Il n'y a pas eu de récidive après quatre ans.*

Mademoiselle Lefèvre, rue Bourtibourg, 6, portait, depuis trois ans, à la joue droite, une dartre rongeante d'un pouce et demi de diamètre, dont la tenacité lui faisait désespérer de sa guérison, ayant résisté à une multitude de remèdes qui lui avaient été conseillés par quatre médecins. Amenée à notre Consultation, elle eut l'avantage d'être guérie par notre méthode en un mois de traitement. Depuis quatre ans que *sa guérison est obtenue*, non-seulement la *récidive* ne s'est pas manifestée, mais la cicatrice a été si régulière qu'elle est à peine perceptible.

Madame Marchand, rue du Faubourg-Poissonnière, 32, était atteinte. depuis deux ans, de dartres qui recouvraient toute la face dorsale des mains avec gonflement des doigts ; impossibilité de fermer les mains, qui étaient recouvertes de croûtes qui tombaient par intervalles pour se reproduire aussitôt; lorsqu'elle avait chaud, elle éprouvait une démangeaison qu'il lui était impossible de ne pas satisfaire. Elle se fit traiter par trois médecins, puis voyant que son état ne changeait pas, elle consulta deux autres médecins attachés aux hôpitaux spécialement destinés à ces sortes de maladies, mais toujours sans succès ; tous les remèdes employés au contraire agravant sa maladie, elle supprima tout traitement, et, quelques temps après, ayant entendu parler des guérisons obtenues par la Médecine-chimique, elle vint nous consulter. Elle fut soumise à notre traitement, et, trente-cinq jours ensuite, elle était *débarrassée de sa maladie, qui n'a plus reparu depuis quatre ans.*

Madame B....., âgée de 28 ans, éprouvait depuis deux ans des flueurs blanches abondantes, jaunâtres, accompagnées de démangeaisons très-vives, aux parties et aux cuisses ; elle n'avait de repos ni nuit, ni jour ; une humeur fétide suintait de ces surfaces. Traitée par huit médecins successivement, son mal faisait toujours des progrès. *Guérison radicale en vingt jours* par la chimie. *Point de récidive après deux ans.*

CHAPITRE XXV.

TUMEURS BLANCHES ET FISTULES.

Mademoiselle Georger, avenue de Breteuil, 50, âgée de 8 ans, ressentait, depuis dix mois, une douleur dans l'articulation du genou qui, tantôt aiguë, tantôt sourde, occupait toute la circonférence de l'articulation; la peau avait conservé sa chaleur naturelle, quoique tuméfiée, elle était molle et cédait facilement à la pression des doigts; la malade ne pouvait étendre le membre sans éprouver de vives souffrances; chaque jour l'articulation devenait raide et approchait d'un état complet d'ankylose, malgré tous les traitemens qu'elle avait suivis en vain. Nous traitâmes la malade par notre méthode chimique; peu-à-peu la douleur diminua, en même temps que le mouvement du membre devenait possible, puis, après deux mois de traitement, la tuméfaction avait disparu sans suppuration et le membre était guéri. *Depuis six ans, la malade marche sans la moindre apparence de faiblesse dans la partie qui a été affectée.*

Mademoiselle Viart, âgée de 12 ans, rue de Ménilmontant, 8, fut atteint, à l'âge de six ans, d'un gonflement du pied droit qui, malgré les soins minutieux qui lui furent prodigués, fit journellement des progrès, se convertit peu-à-peu en neuf abcès, dont la suppuration entretenait des fragmens d'os cariés; j'en ai retiré trois avec des pinces. Tous les traitemens qui avaient été prescrits par sept des plus célèbres médecins avaient été infructueux; chacun finissait par dire qu'il n'y avait de ressources que dans l'amputation de la jambe, lorsque, désespérant de sa guérison, ses parens la soumirent au traitement par la chimie où, après trois mois, tous les neuf trous en suppuration étaient fermés, et, un mois après, mademoiselle Viart, qui depuis quatre ans n'avait pu appuyer son pied à terre, tant ses douleurs étaient vives, sautait à la corde avec ses compagnes, et se livrait à toutes espèces d'exercices bruyans sans ressentir la moindre gêne dans le mouvement de son pied. *Depuis quatre ans que sa guérison est obtenue, elle n'a jamais éprouvé la moindre apparence de récidive.*

Mademoiselle Alexandrine Couliot, rue du Faubourg-St-Denis, 123, chez M. Serres, fit une chûte sur le coude, qui lui fit éprouver la plus vive douleur; la peau de la partie qui avait porté changea de couleur, et peu après il s'y forma une plaie, où il s'y établit une suppuration continuelle pendant sept années, qui entraîna la désorganisation profonde des tissus et laissa apercevoir la carie de l'os du coude. Durant ce long espace de temps, les divers traitemens de douze praticiens différens n'ont pu arrêter les progrès du mal; les douleurs étaient toujours des plus aiguës, la suppuration augmentait et la plaie gagnait en étendue. C'est alors que la malade s'est confiée à nos soins; après quelque temps, par l'usage de notre traitement, la portion d'os cariés s'est détachée, et, un mois ensuite, la *guérison fut complète.*

M. Julien, place St-Michel, 14, avait une carie du troisième orteil du pied droit, auquel s'était formé une plaie fistuleuse, d'où s'écoulait une humeur purulente. Ce malade ayant été à la Charité pour s'y faire traiter en fut renvoyé, n'ayant pas adhéré à se faire faire l'amputation : il vint nous trouver, quoique marchant très-difficilement et non sans éprouver une vive douleur. Nous lui prescrivîmes un traitement chimique, dont il obtint les plus heureux résultats, puisque, dix-huit jours après, il était entièrement guéri. *Pas de récidive après trois ans.*

Madame Lebour, fruitière, rue Saint-Denis, 105, nous amena son enfant, âgé de 9 ans, d'une constitution scrofuleuse ; il portait, depuis trois ans, à la partie postérieure de la cuisse droite, un abcès d'où s'écoulait une matière séreuse, d'une odeur aigre et nauséabonde ; il avait la lèvre supérieure gonflée et gercée ; sa peau molle et flasque ; pâleur du visage, nonchalance, faiblesse extrême. Nous traitâmes cet enfant par notre méthode, et, en deux mois de traitement, nous obtînmes sa *guérison complète. Trois ans après, il n'y avait pas eu de récidive de la maladie.*

Madame Racazet, fruitière, place de Laborde, avait eu la jambe cassée ; deux ans après le gonflement qui en était résulté se termina, aux environs de la fracture, par de petites plaies qui, par suite, laissaient écouler une assez grande quantité de matière d'une mauvaise nature, accompagnée de parcelles d'os cariés. Il y avait deux ans que cette malade, marchant avec de violentes douleurs, ne pouvait guérir de ses plaies, et, lorsqu'elle consulta à l'hôpital, on ne pourrait, lui dit-on, arriver à la guérison qu'en lui coupant la jambe ; ne s'y décidant pas, elle vint nous trouver. Elle suivit notre traitement par la chimie pendant deux mois, rigoureusement il est vrai, mais alors elle était *guérie*, et avait conservé sa jambe dont, depuis trois ans, elle se sert sans éprouver la moindre douleur.

M. Boucharel, rue St-Honoré, 95, était atteint, depuis trois ans, d'une tumeur blanche au genou droit, qui, malgré les soins de trois professeurs de l'école de médecine et d'une dizaine d'autres médecins, augmentait toujours, et avait enfin réduit le malade à ne pouvoir plus s'appuyer sur sa jambe ; il était d'une pâleur extrême, saignant du nez et des gencives avec facilité. Après six jours de traitement, il n'a saigné ni du nez, ni des gencives ; des couleurs rosées ont couronné ses joues. *Deux mois après, guérison complète ; pas de récidive depuis cinq ans.*

Mademoiselle Moisson, rue St-Germain-l'Auxerrois, 26, âgée de 12 ans, était affectée, depuis trois ans, d'une tumeur blanche; à l'articulation du pied droit il s'était formé trois trous, par lesquels étaient sortis des os; l'humeur qui en sortait était abondante; la douleur assez vive ne permettait pas à la malade de faire exécuter le moindre mouvement à son pied; quatre médecins, dont trois des plus célèbres, l'avaient soignée sans succès. Traitée par la Médecine-chimique, au bout d'un mois radicalement guérie. *Pas de récidive après deux ans.*

M. Louis, fils de madame Rose, rue de la Glacière, 85, âgé de 8 ans, atteint depuis trois ans de tumeurs blanches aux deux bras, compliquées de trois trous à l'un et de deux à l'autre, causant de vives douleurs; repoussé comme incurable par tous les médecins; il était pâle, saignant du nez et des gencives avec facilité. Après six jours de traitement, il n'a saigné ni du nez ni des gencives; des couleurs rosées ont couronné ses joues. Deux mois après, *guérison complète.*

M. Thévenin, passementier, âgé de sept ans, rue Croix-Nivert, 38, à Grenelle, après une chûte sur le genou droit à l'âge de quatre ans, éprouva d'abord une vive douleur suivie d'un gonflement rapide qui, malgré tous les soins les plus assidus, ne se dissipèrent jamais entièrement et ne lui permirent plus de se servir de son membre; mais peu-à-peu le gonflement et la douleur augmentèrent au point que le genou ayant acquis quatre fois son volume ordinaire, le jeune malade était obligé de garder le lit depuis un an, le moindre mouvement lui faisant pousser des cris perçans. L'appétit était nul, la maigreur, la pâleur, la faiblesse extrême; un sang très-clair comme du jus de cerises sortait fréquemment par le nez et par les gencives. Cet état de dépérissement progressif, que dix médecins avaient essayé en vain de combattre, faisant craindre pour la vie du jeune malade, avait fait consentir les parens à l'amputation de la cuisse; le jour était fixé pour le dimanche suivant, et déjà trois chirurgiens étaient priés d'apporter leurs grands coutelas pour mutiler cet enfant si chétif, lorsque le samedi, ayant entendu parler de mes guérisons extraordinaires, on voulut prendre mon avis; sur ma proposition de nouveaux moyens curatifs, ils contremandèrent l'opération, et, quinze jours après, le traitement par la chimie avait dissipé les douleurs et une partie du gonflement; peu-à-peu les couleurs fraîches et vermeilles ont succédé à cet état de marasme, et deux mois après, on ne parlait plus dans Grenelle que du joli petit blond échappé comme par miracle à l'amputation de sa cuisse, dont il se servait si bien pour courir après ses camarades dans les rues et la plaine de Grenelle.

CHAPITRE XXVI.

DU RHUMATISME GOUTTEUX.

Il est fixe ou errant; les caractères qu'il présente sont : augmentation de la sensibilité qui s'accroît par le toucher; ces douleurs prennent ordinairement de l'accroissement par les variations de l'atmosphère, le froid les augmente et, pour l'ordinaire, la chaleur les affaiblit; le mouvement, est difficile; le membre diminue, les articulations se gonflent; l'irritation peut être légère, se porter d'un membre à un autre. Le rhumatisme chronique amène par quelque vice dans le traitement, la trophie, la déformation des os, l'ankilose même : chez les sujets faibles, il peut, par sa durée et son intensité, entraîner de tels dérangemens dans les fonctions digestives que le marasme en soit le résultat.

Madame Custerousse, rue Bourgtibourg, 6, éprouvait, depuis quatre mois, des douleurs dans les bras, qui augmentèrent chaque soir, durant les deux premiers mois de la maladie; elle souffrait aussi davantage lorsque l'atmosphère éprouvait des variations, et que la température de la pièce où elle restait était froide; les douleurs étaient aussi plus vives au moindre mouvement de ses bras, à tel point que son mari fut obligé de l'habiller. Ce fut sans fruits que quatre médecins employèrent divers traitemens pour la guérir; celui par la chimie qu'elle suivit pendant deux mois lui ramena la liberté de ses bras et la guérison de sa maladie, qui a été *sans récidive après deux ans.*

M. Cohade père, quai de la Mégisserie, 10, éprouvait, depuis dix ans, une fois par année, des douleurs qui subitement s'emparaient de l'articulation d'un pied ou d'un genou, qui se gonflait en même temps qu'elle lui causait une impossibilité de faire le moindre mouvement sans éprouver d'horribles souffrances, et le forçait parfois de garder le lit. Il avait reçu des soins des médecins toutes les fois que des récidives de ces douleurs apparaissaient; mais tous les médicamens qu'il avait pris ne firent que le soulager momentanément et non le guérir. Lassé de cela, éprouvant une récidive de sa maladie, il nous pria de venir le soigner. Notre traitement par la chimie, qu'il a employé pendant dix-huit jours, a produit un si bon effet sur lui, que, depuis trois ans et demi qu'il est guéri, *il ne s'est senti d'aucune douleur.*

M. Vanof, rue des Prêcheurs, 8, était fatigué de souffrir de douleurs dans le bas du dos et le côté droit du ventre, qui l'obligeaient de se tenir constamment courbé; chaque mois il en était atteint et passait sept à huit jours au lit. Depuis neuf ans, il n'avait pu, malgré tous les soins qu'il avait reçus, se débarasser de ces douleurs. Ce fut à l'usage pendant quarante jours de notre traitement qu'il dut l'entière cessation de son affection rhumatismale, qui était passée à un degré de chronicité très-avancé.

M. ***, employé à la poste, éprouvait des douleurs rhumatismales dans le dos et dans les lombes depuis une année; il marchait courbé et éprouvait tous les huit jours des crises qui le forçaient de se coucher. Trois médecins l'avaient traité sans succès, puisqu'ils n'apportèrent qu'un peu de calme qui, du reste, ne fut que momentané, car elles revinrent et augmentèrent d'intensité. Il voulut essayer le traitement par la chimie, dont une personne lui avait avantageusement parlé. Il se confia à nos soins, et, un mois après son emploi, il se tenait droit, n'éprouvait plus aucune douleur dans le dos; il vint nous voir alors et nous dit que son mal avait disparu comme par enchantement, *que, le sixième jour, il ne souffrait déjà plus.*

M. Louis Goujot, marinier, à Saint-Etienne, près Rouen, souffrait régulièrement tous les mois, depuis trois ans, de douleurs rhumatismales, qui erraient du dos à la cuisse ou à la jambe, à un bras ou à l'autre, et alors produisaient dans ces diverses parties une douleur qui prenait beaucoup d'accroissement par le toucher. Elles cessèrent après douze jours de notre traitement, *et jamais depuis ne se sont renouvelées.*

M. Duberle, rue de la Tixéranderie, 25, depuis plusieurs années, souffrait de douleurs occasionées par un rhumatisme goutteux qui, chaque année, revenaient dans les temps froids et le retenaient deux mois au lit. Traité par la Médecine-chimique, il fut guéri en six jours, et put se livrer et vaquer aussitôt à ses affaires, tandis que, les années précédentes, sa maladie l'en retenait éloigné pendant deux mois et dans d'horribles souffrances. *Depuis trois ans, jamais il n'a éprouvé aucune récidive de douleurs rhumatismales.*

M. Beritot, sergent-major des vétérans, rue Rousselet, 5, après vingt-cinq campagnes avait contracté des douleurs rhumatismales qui, de temps à autre, le tourmentaient et lui faisaient maudire la vie, surtout par les changemens de temps, alors qu'elles se faisaient sentir avec le plus de violence. Il avait subi plus de vingt traitemens, avait consulté plus de trente médecins, qui n'avaient fait que pallier sa maladie et apportèrent peu de soulagement momentané; toujours les douleurs revenaient. Il suivit notre traitement, et, en deux mois, il fut guéri. *Depuis quatre ans, il n'a pas eu de récidive.*

Madame Marcou, marchande de meubles, boulevard du Roi, à Versailles, atteinte depuis quinze ans de rhumatisme et de gastro-entérite chronique, avait inutilement cherché un remède à ses souffrances auprès de dix médecins célèbres qui n'avaient pu que les pallier sans en arrêter les accès périodiques. Elle réclama nos soins, et, en deux mois, elle a été complètement guérie par notre méthode. *Pas de récidive après trois ans.*

Madame P..., rue du Temple, âgée de 34 ans, atteinte d'un rhumatisme chronique depuis onze ans qui, augmentant progressivement, lui avait perclu les mains au point de ne pouvoir tenir un couteau ou une fourchette pour porter les alimens à sa bouche, et les pieds, au point d'être obligée de garder le lit quinze mois, se confia à nos soins et subit notre traitement avec exactitude pendant trois mois, après lesquels elle pouvait marcher pendant plusieurs heures sans se reposer et sans éprouver la moindre souffrance, et se servir de ses mains dans toutes les fonctions de la vie.

Madame Bastien, rue de Sèvres, 133, éprouvait, depuis quatorze mois, des douleurs rhumatismales qui se portaient tantôt aux bras, tantôt aux jambes ou aux pieds. Ces douleurs duraient huit ou dix jours dans une de ces parties pour aller dans une autre, puis retournaient où elles avaient déjà été, annonçant leur déplacement par une douleur et la rougeur de la peau dans la partie nouvellement affectée. Depuis quatre mois, elle gardait le lit lorsqu'elle nous fit appeler, espérant, nous dit-elle, être plus heureuse par le traitement chimique qu'elle ne l'avait été jusqu'alors par ceux qu'on lui avait fait faire. Ce traitement lui fut administré, et, en neuf jours, les douleurs qui la retenaient depuis quatre mois au lit étaient entièrement dissipées *et lui permettaient de reprendre ses occupations.*

M. Garon, rue Coquenard, 27, âgé de 40 ans, éprouvait sans cesse, depuis un an, des douleurs rhumatismales très-vives, qui se portaient tantôt aux bras, tantôt aux jambes, et l'empêchaient alors de se servir de ses membres ; quelquefois à la tête et à l'estomac, où elles produisaient des vertiges, des étouffemens et une grande gêne dans les digestions. Traité en vain par six médecins. Guérie par la chimie en douze jours. *Pas de récidive après deux ans.*

CHAPITRE XXVII.

ÉPILEPSIE.

M. B...., âgé de 34 ans, était affecté d'attaques d'épilepsie qui, depuis onze mois, devenaient de plus en plus fréquentes, malgré les soins de trois premiers médecins, dont l'un le décida, malgré sa position fortunée, à entrer dans son hôpital pour être mieux traité; mais les accès devenant plus fréquens, au point de se renouveler toutes les semaines, il en sortit au bout de deux mois et se rendit alors aux consultations gratuites de la Médecine-chimique, où il s'est écrié en entrant : J'ai consulté tout ce qu'il y a de plus célèbre à Paris; il n'y a plus que vous qui puissiez me guérir; si vous ne me guérissez pas, je vais me jeter sous le Pont-Neuf. Lui donnant alors une ordonnance, je lui dis : *Faites ce que je vous prescris, et vous ne tomberez plus.* Effectivement, il n'est pas tombé, et depuis dix-huit mois qu'il est guéri, il n'a plus eu d'attaques d'épilepsie.

Madame D...., âgée de 28 ans, était affectée, depuis trois ans, d'attaques d'épilepsie, qui devenaient de plus en plus fréquentes (au moins une par mois), et duraient une demi-heure chaque. Traitée sans succès par plusieurs médecins, elle s'est rendue à ma consultation, où j'ai pu lui dire, sans crainte de me tromper : Suivez cette ordonnance, et vous ne tomberez plus. En effet, quatorze mois après, elle n'avait plus eu d'attaques.

M. L....., censeur d'un collége, depuis plusieurs années avait de temps en temps des pertes de mémoire et même quelques attaques d'épilepsie; pendant ce long espace de temps sa santé n'avait souffert aucune altération, il conservait toujours beaucoup d'appétit et se montrait constamment insensible aux variations de l'atmosphère, plus tard; les absences et la perte de mémoire ayant tous les caractères de l'idiotisme survinrent, et il tombait dans des accès d'épilepsie régulièrement chaque mois. Tous les médecins qu'il avait consultés ne l'ayant pas pu soulager ni lui rendre ses facultés intellectuelles, si nécessaires à l'exercice de ses fonctions de censeur, qu'il fut obligé de les suspendre et de venir se soumettre à notre traitement chimique, qu'on lui fit suivre exactement, et deux mois après il vint nous remercier de l'avoir tiré d'une position aussi malheureuse, et il était alors *parfaitement guéri* et jouissait de toutes ses facultés.

Mademoiselle F....., à Saint-Denis, depuis huit mois, tombait régulièrement une fois par mois d'attaques d'épilepsie; elle passa deux mois dans un hôpital de Paris et en sortit sans en avoir obtenu le moindre éloignement des attaques; lorsqu'elle vint nous consulter, il y avait huit mois qu'elle était atteinte de cette maladie. Par l'emploi de notre traitement, après quinze jours, elle fut délivrée entièrement de sa maladie.

CHAPITRE XXVIII.

FOLIE.

Madame C..., âgée de 27 ans, avait, tous les mois, depuis deux ans, des accès de folie furieuse, au point de poursuivre son mari un couteau à la main. Dans l'intervalle de ces accès, elle avait souvent des absences, au point de ne pouvoir soutenir une conversation suivie. Après avoir épuisé tous les moyens de la médecine ordinaire, sa maladie devenant de plus grave, elle s'est rendue à ma consultation, où je lui ai dit, sans craindre de me tromper : Suivez cette prescription, et vous n'aurez plus d'accès. Effectivement, depuis onze mois qu'elle est guérie, non-seulement les accès, mais encore les absences ont disparu et ses idées sont depuis cette époque dans un état parfait de lucidité.

M. V...., âgé de 47 ans, mécanicien, ayant été pillé pendant les affaires de juin, fut pris tout-à-coup de maux de tête continuels, d'idiotisme, d'étourdissemens, d'absences, d'emportemens sans sujet, au point de poursuivre ses ouvriers une barre de fer à la main. Plus de mémoire. Depuis quatre ans, M. V.... était dans ce déplorable état. En vain il avait été traité par six médecins lorsqu'il a été traité par la Médecine-chimique qui, en quelques jours, a dissipé toutes ses infirmités, lui a rendu, en un mois, la mémoire et la lucidité dans ses idées.

M. G....., marchand, d'un tempérament sanguin se plaignait depuis long-temps de violens maux de tête qui se terminaient souvent par des saignemens du nez; les personnes qui traitaient d'affaires de commerce avec lui s'appercevaient qu'il existait souvent quelques incohérences dans ses idées. Il ne se plaignait plus de maux de tête. Tout-à-coup il perdit la mémoire et eut un dérangement total de la raison : survinrent alors des démonstrations d'actions désordonnées, qui durèrent quelques jours, puis se dissipèrent pour revenir régulièrement chaque mois, et il y avait déjà deux mois que le malade était sujet à ces récidives d'attaques, lorsqu'on nous consulta ; nous mîmes en usage le traitement par la méthode chimique, qui lui rendit en deux mois le calme le plus parfait dans ses facultés intellectuelles. Un an après, il ne s'était pas resentit de sa maladie passée.

Madame P......., rue Saint-Denis, d'un tempérament nerveux, fut atteinte de fréquens maux de tête avec des élancemens, ce qui lui occasionait beaucoup de souffrances; les personnes qui vivaient en commun avec cette dame s'aperçurent qu'il existait souvent des incohérences dans ses idées. Les absences de mémoire étaient marquées à chaque instant. Elle ne parlait que lorsqu'on lui réitérait plusieurs fois des questions, puis elle restait ensuite sans proférer une parole durant des journées entières, sans vouloir même répondre. Peu après des démonstrations d'actions isolées caractérisèrent l'état de folie le plus complet. Cet état durait depuis une année, malgré les soins assidus de deux médecins; lorsque nous fûmes appelé à donner des soins à cette malade, le traitement par la chimie fut ordonné; on le lui fit continuer pendant un mois, après lequel sa santé revint graduellement, en même temps que chaque jour ses facultés redevenaient dans l'état naturel.

CHAPITRE XXIX ET DERNIER.

PARALYSIE.

M. Pinetti, âgé de 72 ans, rue Saint-Georges, 14, n'ayant jamais été malade de sa vie, éprouva une violente attaque d'apoplexie; il perdit la connaissance et l'usage de la parole pendant trois jours. Trois médecins qui le traitaient en même temps le condamnaient à ne pas passer la nuit, lorsque nous fûmes appelés à lui donner nos soins; le lendemain, loin d'être mort, il avait recouvré l'usage de la parole, mais il perdit, par la paralysie, l'usage de son bras et de sa jambe gauches, qu'il ne pouvait plus faire mouvoir; mais après un mois de traitement par la chimie, rien n'indiquait qu'il avait été atteint d'une si cruelle maladie, et il a traversé Paris à pied pour venir me remercier. *Depuis deux ans, pas de récidive.*

M. Fournier, âgé de 75 ans, rue de Sèvres, 163, était atteint depuis cinq mois d'une paralysie du côté gauche de la face qui faisait paraître sa figure de travers; il avait beaucoup consulté, mais on ne lui avait rien ordonné qui le rendit maître de sa maladie. Craignant une nouvelle attaque, il ne vivait que dans des transes mortelles; il vint nous trouver, nous priant de le faire jouir des bienfaits de la Médecine-chimique qui était son dernier espoir; ce ne fut pas en vain qu'il y eut recours, car après avoir suivi notre traitement pendant vingt jours, il était comme avant sa première attaque en pleine et parfaite santé. *Depuis quatre ans, il n'y a pas eu aucune apparence de récidive.*

Madame ***, ferblantière à Moissel, route de Pontoise, était paralysée des deux jambes depuis deux ans, au point de ne pouvoir se tenir deux minutes debout; elle y éprouvait sans cesse un froid glacial, que même les chaleurs les plus fortes de l'été ne pouvaient faire cesser. Cinq médecins avaient épuisé en vain toutes les ressources de leur art, lorsqu'elle se soumit au traitement chimique, qui l'a parfaitement guérie en 40 jours. *Depuis trois ans, pas de récidive.*

M. Oriane, rue des Fossés-Saint-Germain-l'Auxerrois, 6, était affecté depuis six mois d'une paralysie des deux jambes, avec impossibilité presque complète de marcher. Il n'avait pas plutôt fait cinquante pas dans la rue qu'il était obligé de s'arrêter, et quelquefois de s'asseoir sur une borne; il avait essayé en vain du traitement de deux médecins, son état allait toujours en s'affaiblissant; se voyant à la veille de prendre le lit, il s'est livré à la Médecine-chimique, qui l'a guéri en 21 jours. *Depuis un an, il ne cesse de bien marcher.*

Mademoiselle Derville Julie, surveillante de l'infirmerie de l'école d'Alfort, était paralysée depuis 4 ans de la jambe et du bras droits, au point de ne pouvoir rien tenir dans sa main, et d'être dans l'impossibilité de traverser sa chambre sans traîner sa jambe avec la plus grande difficulté. Vainement elle avait essayé de toute espèce de moyens que les médecins et les commères lui avaient conseillés, sa faiblesse allait toujours croissant; mais à peine eut-elle fait usage pendant huit jours de la Médecine-chimique qu'elle sentit renaître ses forces, et six semaines après elle marchait sans boiter et soulevait de sa main les matelas de son lit.

Monsieur ***, bottier, rue du Verbois, était paralysé du bras droit depuis un an au point de ne pouvoir s'en servir pour porter les alimens à sa bouche; il ne pouvait ni lever le bras ni rien tenir dans sa main. Tous les traitemens qu'il avait faits ayant été infructueux, il s'est soumis à un traitement par la chimie, qui l'a guéri en 21 jours. *Depuis 15 mois, pas de récidive.*

Imprimerie de P. Baudouin, rue des Boucheries-St-Germain, 38.

TABLE DES CHAPITRES.

www.ingramcontent.com/pod-product-compliance
Ingram Content Group UK Ltd.
Pitfield, Milton Keynes, MK11 3LW, UK
UKHW020336230726
25UKWH00002B/829